はじめに――ヘア治療に携わってきて思うこと

最近、テレビCMや電車の車内などで「AGA（男性型脱毛症）」に関連した広告をよく見かけます。その影響もあってか、「薄毛は医師に相談すれば治療できる」ということが一般にも知られるようになりました。

ところが、そうしたCMを発信しているクリニックでの治療で、患者さんの薄毛の悩みが適切に解決されているかというと、残念ながら「NO」といわざるをえません。

また、「薄毛に効く」という謳い文句で売られている薬やサプリは無数にあります。しかし、今のところAGAの改善に科学的根拠がある薬は、フィナステリドとミノキシジルの2つのグループだけです。

ただし、これらの薬がすべての患者さんに効くわけではありませんし、部位や使い方などによって効果には大きな差が出てきます。

一方、これらの薬物療法とは違ったヘア治療の〝決定打〟ともいえる治療法が存在します。それが外科的治療、すなわち「自毛植毛」です。

自毛植毛というのは、後頭部や側頭部の将来にわたってＡＧＡの影響を受けずに生え続ける範囲から自分自身のヘアをドナーとして採取し、薄毛の範囲に移動させて外科的に植えつける方法です。

ＡＧＡと聞くと、ほとんどの方は男性型の脱毛症をイメージしますが、女性型もあります。そして、植毛は男女を問わず、ＡＧＡ以外のいろいろなヘアの悩みにも対処できるとても有効な手段です。また、植毛でなければ解決できない薄毛も少なからずあります。


私の専門は形成外科ですが、30年以上ヘア治療に携わる毛髪外科専門医として、横浜駅から徒歩数分の「医療法人横美会ヨコ美クリニック」で多くの患者さんの治療にあたってきました。

世界最大の植毛医の団体である「国際毛髪外科学会（ＩＳＨＲＳ）」にも設立当初から参加し、世界中の多くの植毛医と交流を重ね、最先端のヘア治療を追究してきました。

２００６年には、日本人で初めてアメリカ毛髪外科専門医に認定していただき、複数の出版社から植毛に関する一般書籍や英文書籍、医学書を上梓してきましたが、ヘアの悩みを抱える方がいかに多いかを実感しています。

ここ数年、当院の診療はこれまでになく忙しくなり、ホームページを見て受診する患者さんも増えています。

近年、ＡＧＡクリニックや植毛クリニックなど、ヘア治療の受け皿となる医療機関が増えたにもかかわらず、当院がかえって忙しくなったというのはどういうことなのでしょう？

大きな理由は、それらのクリニックなどで治療を受けたものの、結果に満足できずに、またはその修正のために、当院を訪れる患者さんが増えているからだと思います。

当院は、そうした患者さんたちの〝駆け込み寺〟になっているのかもしれません。

ＡＧＡは治療できることが知られるようになり、受け皿としての医療機関が増えること自体、決して悪いことではありませんが、気をつけなければならないこともあります。

それは、〝ヘアビジネス〟と呼んだほうがいいクリニックによるトラブルが浮上しているということです。まだまだその実態は十分に世の中に伝わっていませんが、そもそも薄毛の原因についての俗説もたくさんあり、悩んでいる多くの方々が誤った情報に振り回されているとも感じます。

本書では、ヘア治療をめぐるさまざまな誤解を正すとともに、その問題点を提起して、進歩の著しい最新治療法についても触れていきます。

氾濫する玉石混交の情報に惑わされず、ぜひ正しい知識を得て、自分に合ったヘア治療を選択していただきたいと思います。

目次

はじめに――ヘア治療に携わってきて思うこと 3

序章 ヘアの知識には間違いがいっぱい

「どうしてハゲるのか?」のウソ 14
そもそも「AGA」とは? 21
ハゲはどこまで進行するのか? 24
女性型のAGAとは? 26
薬がいいか? 植毛がいいか? 28

第1章 日本のヘア治療はこれでいいのか

どこでヘア治療を受けるべきか? 32
皮膚科のガイドラインに異議あり 35

男性はどう対処すればいいか？　41
女性はどう対処すればいいか？　44

第2章　薬物治療はこうするのがいい

AGAへの薬物治療とは？　48
基本になるのはフィナステリド　49
女性へのフィナステリドは本当にNGか？　54
デュタステリドとは？　55
ミノキシジル外用薬はどのくらい効くのか？　57
2つの薬の併用で効果アップ　61
ミノキシジル内服薬とは？　63
降圧薬を飲み続けることに問題はないか？　66
女性へのミノキシジル内服薬は？　68

その他にどんな薬物があるか？　69
薬物治療の3つの問題点　72

第3章 AGAクリニックには問題が多い

そもそも名称がおかしい　76
まるで合法的キャッチバー!?　78
AGAと決めつけられて薬漬けに　81
薬の値段が高すぎる　85
薬の説明は十分に行われているのか？　88
長期の薬の前払いはありえない　90
薬で引っ張るしかないのがいちばんの問題　93
高額オプションには科学的根拠がない　94

第4章 植毛の世界レベルを知っておく

今の世界標準は「フォリキュラー株」 98
日本人のヘアは植毛に不利!? 102
「FUSS」とは何を指すのか? 104
植毛は3つのステップで行われる 106
1 FUTによる株のつくり方 109
2 FUEによる株のつくり方 114
3 株の植えつけ方 120

第5章 よくある植毛の質問に答える

いつ・どれくらい発毛するのか? 124
FUTとFUEの結果はどう違うか? 126

ドナー採取の限界はどこか？　128
どれくらいの濃さを達成できるか？　131
植毛は何回必要か？　133
自分が受けた手術はどう採点するか？　134
植毛後にAGAが進行したらどうするか？　136
移植毛は永久に生え続けるのか？　139
ドナー部の傷あとはどうなるか？　141
どういうケースだと植毛を勧めないのか？　142
育毛レーザーにどれほど効果があるか？　145
再生医療によるヘア治療はどうか？　147
今話題の「SMP」とは何か？　150

第6章 植毛の真実を理解してほしい

日本の植毛事情 156
日本の植毛費用は高い 157
海外で受ける植毛は大丈夫か？ 162
植毛ロボットの実態 164
植毛のポピュリズム 169
クリニックの説明はウソがいっぱい 171
こんなクリニックはパス!! 173

おわりに——残念な結果にならないために正しい知識を 181

序　章

ヘアの知識には
間違いがいっぱい

「どうしてハゲるのか？」のウソ

日本人男性の４人に１人が薄毛に悩んでいるといわれます。

では、男性はなぜハゲやすいのでしょうか？

抜け毛や薄毛で悩む男性のほとんどがＡＧＡだといわれており、その原因は遺伝的な素因と男性ホルモンだということがわかっています。

詳しくは次項で説明しますが、男性の薄毛というのは、男性ホルモンの影響で生え際やツムジ周辺など、特定範囲のヘアが次第に細くなり、最終的には毛包がなくなってハゲてしまうというものです。

それに対して、側頭部や後頭部はヘアがしっかり残ります。この部分は男性ホルモンの影響をほとんど受けないからです。

このように薄毛の原因はある程度解明されてきたにもかかわらず、なぜかまだ、さまざまな俗説がまことしやかに語られています。
しかし、その多くは根拠のないものです。たとえば、次のようなものです。

▼頭の形が悪いのでハゲる?

ネットなどを見ると、〝ハゲになりやすい頭の形〟といったことがもっともらしく書かれています。

たとえば、頭骨の一部が出っ張っている人は、そこの頭皮が突っ張ってハゲになりやすい、などなど。しかし、〝いかずち頭〟と呼ばれる状態とAGAとはまったく関係がありません。

▼頭皮が硬いのでハゲる?

頭皮の伸びが悪いと、血行が悪くなって髪への栄養の供給が少なくなり、ハゲるという説もあります。美容室や育毛サロンで、そのようにいわれた人もいるのではないでしょうか?

頭皮はもともと血流が豊富です。多少頭皮が硬いからといって、薄毛になるということはありません。

頭皮の伸び具合が悪くなることがあるとすれば、毛包がなくなって、それらに栄養を運ぶ血行の必要がなくなり、結果としてそうなったと考えられます。

頭皮が突っ張って薄毛になるという頭皮緊張説もよくいわれてきました。過去には「頭皮伸展法」といって頭頂部の薄毛の頭皮を切り取る手術が盛んでしたが、当然術後には突っ張り感は増すものの、それでハゲがひどくなったという事例は聞いたことがありません。

▼毛穴に皮脂が詰まるからハゲる？

「毛穴が詰まると抜け毛が増えてハゲになる」。これも育毛サロンなどでまことしやかに語られています。

皮脂が毛穴に詰まると、抜け毛は確かに増えますが、そのためにＡＧＡになることはありません。

かつてはＡＧＡの本当の原因が知られていなかったため、90年代頃に急成長した育毛サロンは皮脂を悪者に仕立て上げ、高額なクレンジングなどを勧めました。ＡＧＡが一般に知られるようになった現在でも、多くの育毛サロンは〝毛穴の詰まり〟を前面に押し出した訴求を続けています。

これは我が国に限ったことではなく、世界中で何兆円ものお金が、それに費やされていると聞きました。

実は、これも原因と結果をはき違えているのです。

ＡＧＡの原因物質は、男性ホルモンの一種であるジヒドロテストステロンです。このホルモンは頭髪には抑制的に働きますが、逆に体毛を濃くする作用があり、皮脂腺を刺激します。

そのため、概して男性のほうが脂性が多い。つまり、ＡＧＡの人は結果的に毛穴が皮脂で詰まりやすくなるのです。頭皮をきれいにしても原因は治らないので、本質的な解決にはなりません。

そもそも、ＡＧＡで生え際だけが後退する理由は、皮脂の詰まりでは説明できません。たとえば、シャンプーも十分にできないホームレスの人の髪がフサフサだということもよくあります。

ＡＧＡの原因を毛穴の詰まりとすることには無理があるということです。

▼シャンプーで生える？　ハゲる？

ヘアに良いと喧伝される育毛シャンプーが、世の中にたくさん出回っています。

しかし、ＡＧＡに効く科学的根拠のあるシャンプーはありません。それを使ったからといって、ヘアがフサフサに生えてくるなどということはありえないのです。理容師や美容師さんなら、わかるはずです。シャンプーには直接血行を刺激するような成分は含まれていませんし、〝毛を生やす〟という効果も期待することはできません。

シャンプーは汚れを落とすためのもので、それ以上でもそれ以下でもありません。

反対に、シャンプーをするからハゲるので、しないほうがいいという医師もいるようですが、それも極端です。

ＡＧＡとシャンプーは関係ないということです。

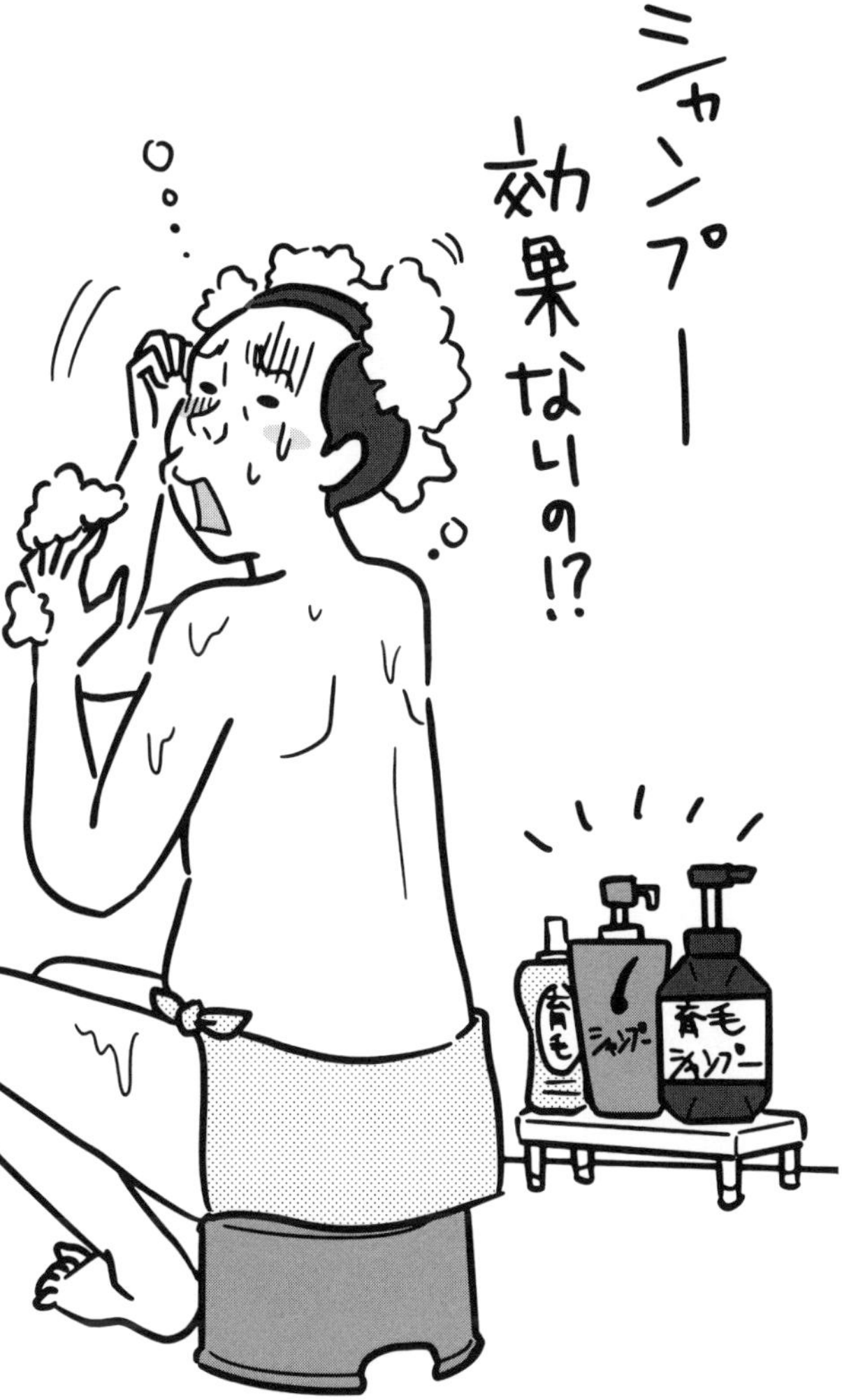
シャンプー効果なしの!?
育毛
シャンプー
育毛
シャンプー

▼ヘアカラーやパーマでハゲる？

よくヘアカラーやパーマでハゲたという話を耳にします。

カブレなどのアレルギー反応によって頭皮へのダメージが生じれば、一時的に薄くなることはありえますが、ヘアカラーやパーマ自体が薄毛の原因になるとは考えにくいでしょう。

▼ストレスでハゲる？

ストレスのヘアへの影響は、円形脱毛症や白髪についてのほうが一般的にはいわれています。

ＡＧＡはストレスとは関係が薄いと考えていいでしょう。

そもそも「AGA」とは？

最近よく耳にするようになった「AGA」。これはいったい、どんな状態なのでしょうか？

男性型脱毛症（AGA＝Androgenetic Alopecia／最近はMPHL＝Male Pattern Hair Loss）は、思春期以降に生え際やツムジ周辺部のどちらか一方、または両方が薄くなり、進行していくのが特徴です。その部位のヘアは次第に産毛化して細く短くなっていきます。

AGAは男性ホルモンの影響で起こります。

男性ホルモン（テストステロン）が毛母細胞の5α－リダクターゼという酵素の活性によって、ジヒドロテストステロン（DHT）に代わり、これが頭髪の成長を抑制するために起こります。

俗に「男性ホルモンの量が多いと薄毛になる」といわれますが、量の問題というよりも、それに反応する酵素の過敏性の問題によることがわかっています。

ヘアには〝寿命〟があり、2〜6年かけて成長しては抜け落ち、しばらく休んでは再び生えてくるというサイクルをくり返しています。これを「毛周期」、または「ヘアサイクル」と呼び、一生涯の総サイクル数は決まっています。

頭髪の場合、ヘアサイクルは髪が伸びる「成長期（アナゲン）」→髪の成長が減速する「退行期（カタゲン）」→髪が抜け落ちるのを待つ「休止期（テロゲン）」の3段階に分けられます（次ページ図）。

一生涯にわたってこのヘアサイクルがきちんと守られていれば、ハゲることはありません。

AGAはこのヘアサイクルが乱れることで起こる進行性の脱毛症で、ヘアが次第に細くなってサイクルが短くなります。毛包数はその最終段階までほとんど変わりませんが、ヘアサイクルの総数を使い果たした時点で初めて、毛包はなくなってしまうわけです。

毛根拡大図

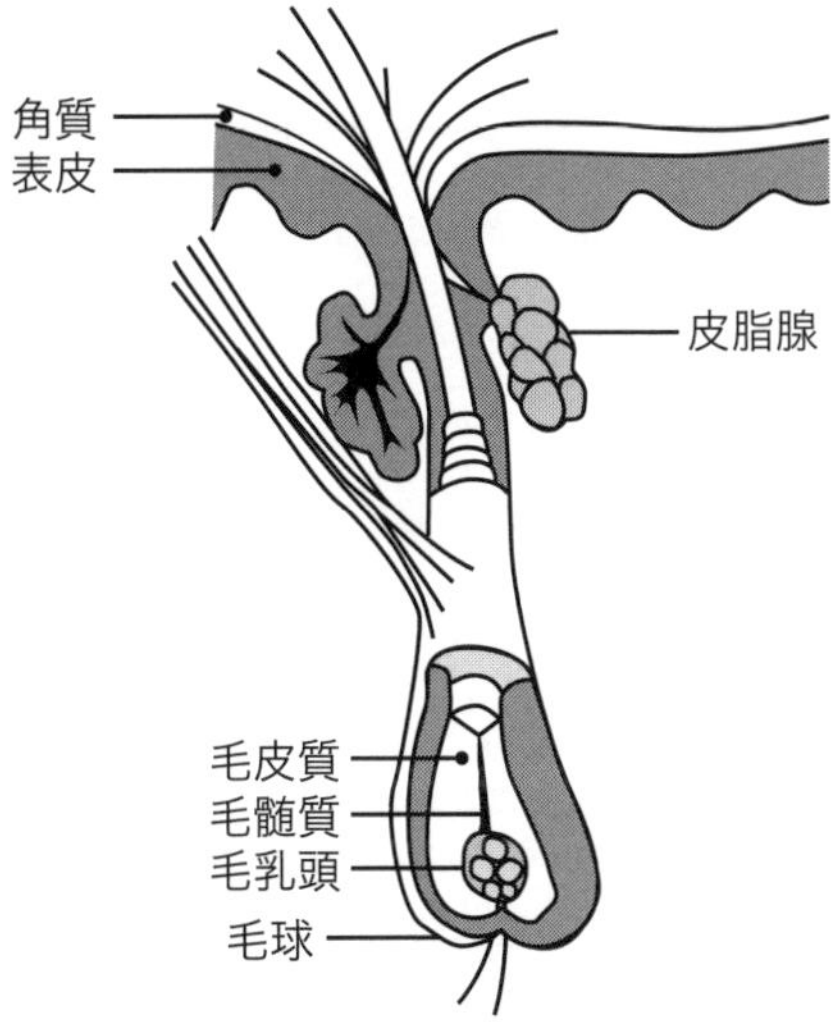

毛周期(ヘアサイクル)

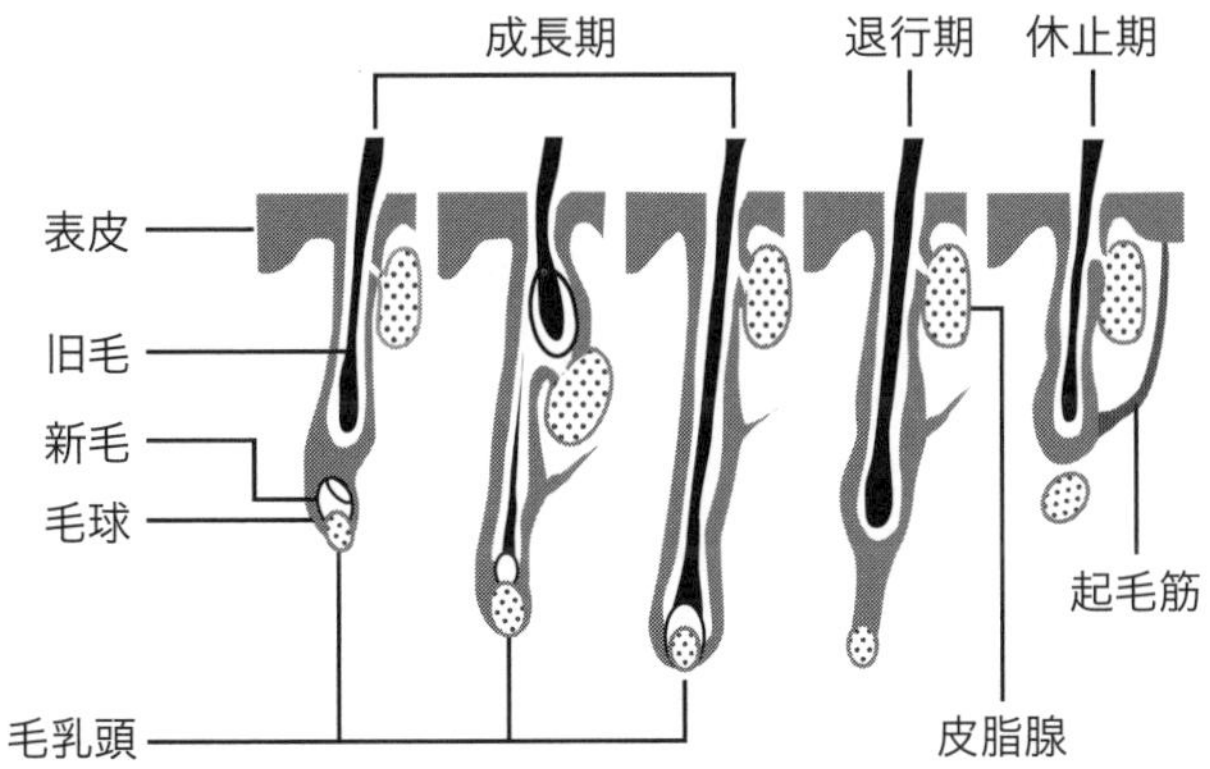

ハゲはどこまで進行するのか？

薄毛に悩んでいる方にとって、将来どこまで薄くなるかは大いに気になるところでしょう。

ＡＧＡの進行度は、米国のハミルトン医師と２０２０年に亡くなったノーウッド医師がつくった『ハミルトン・ノーウッド分類』によってクラスⅠ～クラスⅦの７段階に分類されていて、最終段階（クラスⅦ）では側頭部と後頭部の狭い範囲にしかヘアが残っていない状態になります（次ページ図）。

ＡＧＡは必ず進行しますが、進行のスピードには個人差があります。将来どの段階まで進行するかも個人差があって、正確に予測することはできません。

「ＡＧＡの進行が止まってから植毛を受けるべきではないか？」という質問をときどきいただきます。

ハミルトン・ノーウッド分類

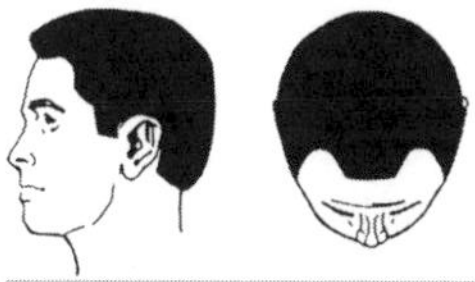

クラスⅠ

ヘアラインの後退がないか、あってもごくわずかなタイプ

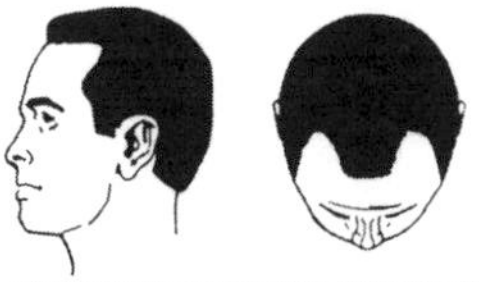

クラスⅡ

ヘアラインの後退が2㎝程度まで認められるタイプ

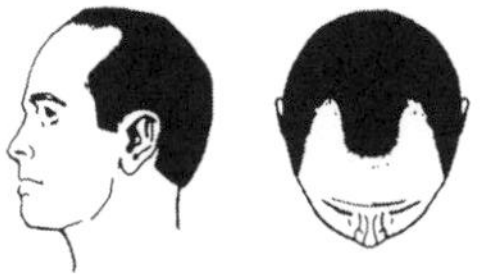

クラスⅢ

ヘアラインの後退が2㎝以上認められ、頭頂部の密度の低下も併存するタイプ

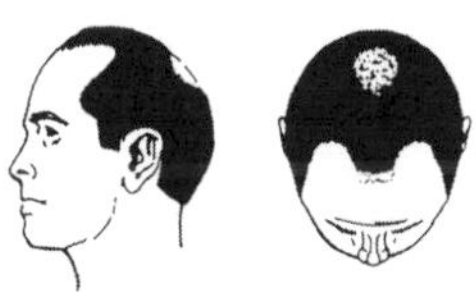

クラスⅢ vertex

頭頂部のみに密度の低下が認められるタイプ

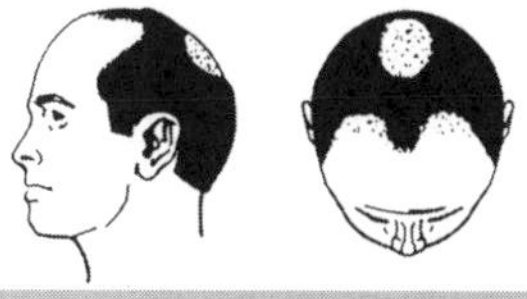

クラスⅣ

前頭部、頭頂部両方の密度の低下が認められるが、左右側頭部をつなぐブリッジが残っており、前頭部、頭頂部の薄毛部分がそれぞれ独立しているタイプ

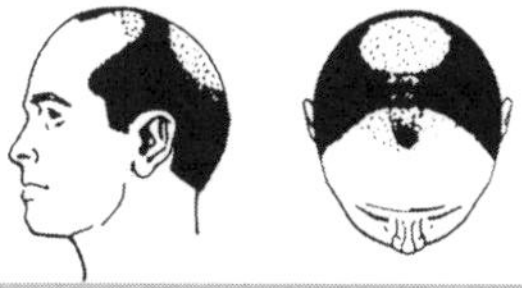

クラスⅤ

前頭部、頭頂部の薄毛が独立し、ブリッジになって分けられているが、ブリッジ部自体も密度が下がっているタイプ

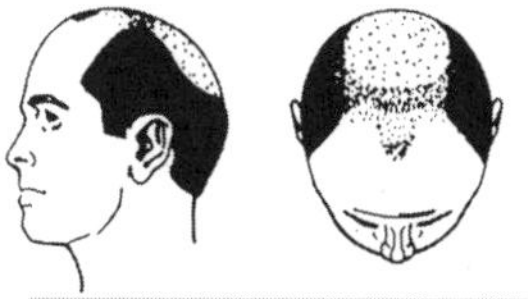

クラスⅥ

ブリッジが消失し、前頭部と頭頂部の薄毛部分が一体化しているタイプ

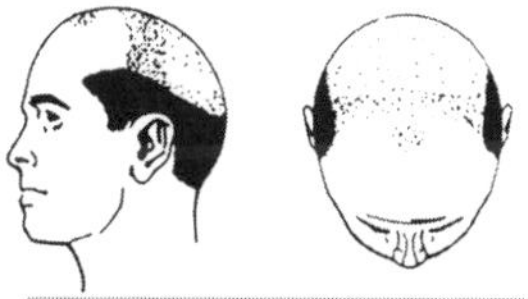

クラスⅦ

男性型の最終段階で、側頭部と後頭部にしかヘアが残っていないタイプ

しかし、それぞれの人のＡＧＡの最終段階が予測できない以上、いつ進行を心配せずに植毛を受けられるのかはわかりません。

女性型のＡＧＡとは？

近年は薄毛に悩む女性も増加しています。当院でもこれまでは、来院する患者さんのうち、女性の比率は全体の５％くらいでしたが、最近は15％以上になっています。男性と違い、女性が薄毛になる原因やメカニズムはまだ正確にはわかっていません。食事、ストレス、ホルモンなど、さまざまな要因も髪に影響するといわれています。

男性型脱毛症の場合は男性のＡＧＡと同じ意味なのですが、女性型脱毛症はＦＰＨＬ（female pattern hair loss）と呼ばれ、女性のＡＧＡ（female AGA：ＦＡＧＡ）とびまん性休止期脱毛症の総称になっていて、男性型脱毛症と同じ概念の名称ではありません。

女性のAGA(FAGA)

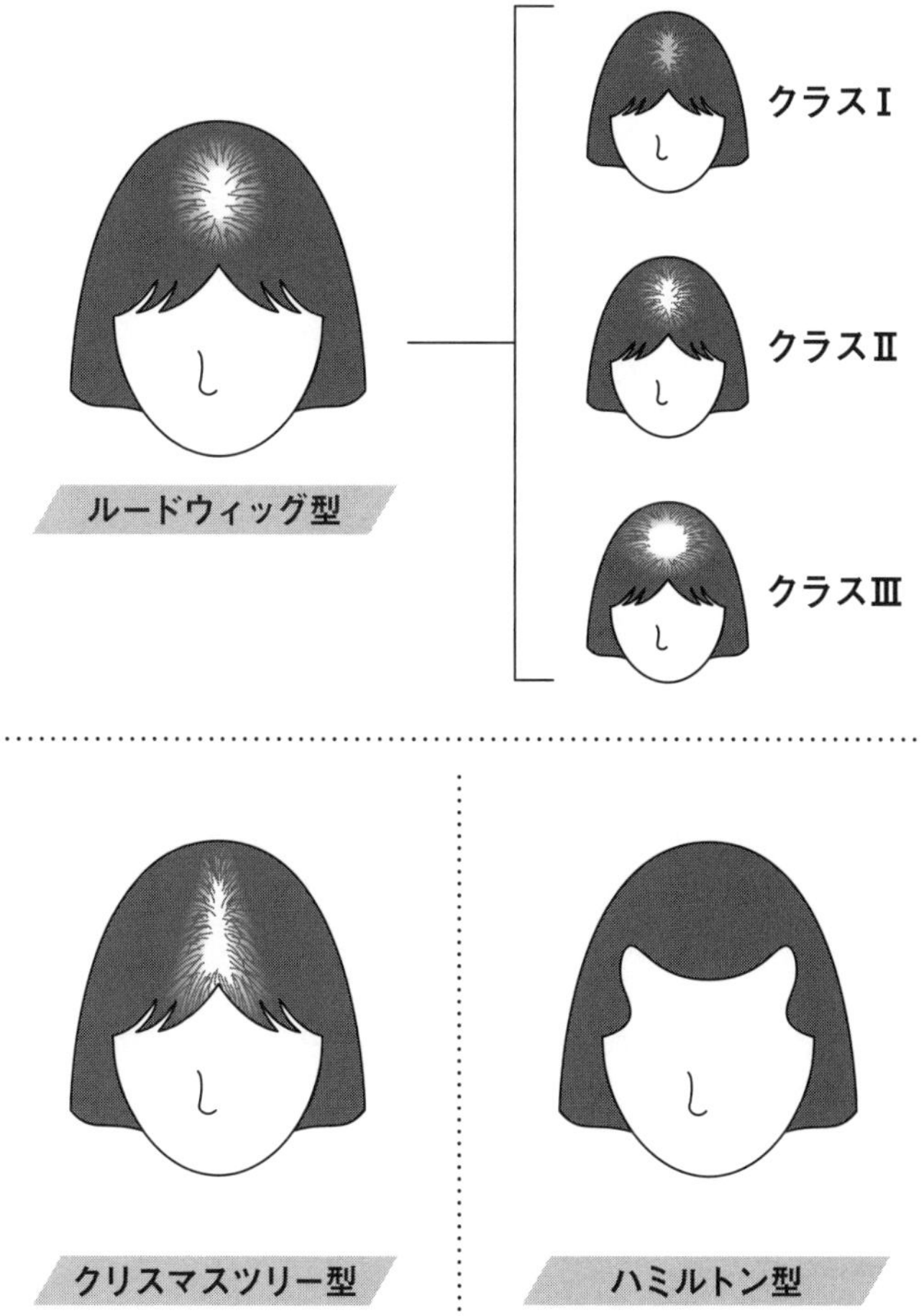
ルードウィッグ型
クラスⅠ
クラスⅡ
クラスⅢ
クリスマスツリー型
ハミルトン型

びまん性脱毛症も経過や原因によって、急性休止期脱毛（ストレス、過激なダイエット、鉄欠乏性貧血、出産など）、慢性びまん性休止期脱毛（種々の内臓疾患）、慢性休止期脱毛（原因不明）の3種類に分けられます。

FAGAのメカニズムはまだ不明ですが、男性のAGAとは異なるとされていて、これも、男性型と同じ生え際の後退を特徴とする「ハミルトン型」、生え際から頭頂部の真ん中の脱毛が特徴である「クリスマスツリー型」、頭頂部から後頭部全体が薄くなっていく「ルードウィッグ型」の3種類に分けられます（前ページ図）。

薬がいいか？　植毛がいいか？

ヘア治療には薬物治療と外科的治療があって、それぞれ患者さんの状態と希望によって選択されます。

世界で最も権威がある米国食品医薬品局（FDA）は、AGAに有効だったという科学的根拠のある治療法は、外科治療と、フィナステリド、ミノキシジルの3つだと結論づけていますが、現在では「外科治療＝植毛」といってもよいと思います。

もちろんＦＤＡから認証を受けていないそれ以外の薬物が、ＡＧＡに対して無効だというわけでもありません。適応認証は国によって異なります。

原則は科学的根拠のある薬物治療と植毛を並列で考え、ケースバイケースで使い分けるということです。

薬は薬だけ、植毛は植毛だけという考え方がそもそもおかしいのです。たとえば、ガン患者さんに薬物治療はするけれども、手術はしないということはありえないのと同じです。

フィナステリドの先発薬プロペシアが発売されたとき、植毛医たちは冗談で「これで僕たちは失業かな」などといっていました。

しかし、プロペシアが出てから植毛はむしろ盛んになっています。薬で解決できないこともあることがわかってきたからです。

だからといって、「どうせ薬なんか効かないんだから」と植毛一辺倒になるとしたら、それも極端な話です。

その意味で、ヘア治療では薬物治療と植毛の両方を検討できるバランスがとれたクリニックが理想的です。

第1章

日本のヘア治療はこれでいいのか

どこでヘア治療を受けるべきか？

病院にはいろいろな診療科があり、私たちは風邪を引けば内科に行きますし、怪我であれば外科や整形外科に行きます。日本には毛髪専門の診療科というのはありませんから、薄毛が気になったら何科へ行けばいいのでしょうか？

最近は内科や美容外科でもヘア治療を行っていますが、ヘアは皮膚組織ですし、本来ＡＧＡを治療する専門の診療科は皮膚科です。

ヘアについての知識がないと、たとえば円形脱毛症とＡＧＡを混同するようなこともあるからです。

ただ皮膚科を標榜していれば専門医かというと、必ずしもそうではありません。皮膚科は大がかりな設備投資が必要なわけでもなく、比較的簡単にオープンできます。

「内科・皮膚科」など、１人の医師が複数の診療科を標榜しているところは、皮膚科の専門医ではないことも多いと思います。できれば、皮膚科だけを標榜しているところがいいでしょう。

ところが実際は、多くの方が、後で触れるような問題点が多いＡＧＡクリニックの診療を受けているようです。こうした現状を許しているのは、ある意味で皮膚科医自身です。

保険診療の患者さんがほとんどの日本の皮膚科医は、もともと病気の範疇として捉えられなかったＡＧＡへの関心が薄いのが問題かもしれません。

以前、某大学病院皮膚科を受診した患者さんが「どうして病気でもない薄毛で来院したのか」と詰問されたと憤っていたことを記憶しています。

今でも、ヘアに悩んでいる患者さんに対して詳しい話を聞かずに、居酒屋で「とりあえずビール！」というように、「とりあえずフィナステリド」を処方する医師が大勢います。

また、皮膚科医は薬物治療だけを考えがちだという点も問題です。薬で効果が得られればいいのですが、改善しなければ「効果がなかったですね。残念でした」で終わってしまうケースも少なくありません。

薬が効かないときにはどうするのかを、もっと真剣に考えてほしいと思います。

その大きな原因は、日本の皮膚科医が〝手術〟を苦手としている点です。

世界的に見ると、植毛医の多くは皮膚科出身者で、国際毛髪外科学会のメンバーも3分の1以上は皮膚科医です。

ところが日本では、皮膚科医は植毛にはほとんど手を出しません。昔からの教育システムもあって、皮膚科はどちらかというと、研修期間にもあまり手術にはタッチしてこなかったという背景もあるのでしょう。

皮膚科医も植毛という選択肢を検討して、きちんと患者さんにそれを提示すべきだと思います。もし自分が植毛で対応できないとしても植毛の専門医に紹介して、間違っても効果の限界を知りつつ、薬で引っ張るようなことはやめてほしいと思います。

皮膚科医はもっと患者さんに寄り添って、しっかりとヘア治療の受け皿になってほしい。私はそう訴えたいと思います。

皮膚科のガイドラインに異議あり

２０１０年、日本皮膚科学会と毛髪科学研究会が共同でヘア治療のガイドラインを発表しました。

その最新版となるのが『男性型および女性型脱毛症診療ガイドライン２０１７年版』です。

詳しく知りたい方は、日本皮膚科学会のホームページをご覧ください。

(https://www.dermatol.or.jp/uploads/uploads/files/AGA_GL2017.pdf)

近年のガイドラインというのは科学的根拠を背景に、治療法ごとの推奨度をランクで示すという流れになっています。

推奨度の分類は次のとおりです。

A　行うよう強く勧める
B　行うよう勧める
C1　行ってもよい
C2　行わないほうがよい
D　行うべきではない

つまり、Aランクが最も推奨される治療で、以下推奨度は落ちていきます。

『男性型および女性型脱毛症診療ガイドライン２０１７年版』には、薬物療法と植毛の推奨度は次のように記載されています。

・フィナステリドの内服――男性型脱毛症A、女性型脱毛症D（デュタステリドも同様）
・ミノキシジルの外用――A
・ミノキシジルの内服――D
・植毛術――自毛植毛術は男性型脱毛症B、女性型脱毛症C1

薬物療法については第2章で詳しくお話しますが、ここで着目してほしいのは、とくに男性型脱毛症では薬物治療はフィナステリド内服、ミノキシジル外用がAであるのに対して、植毛はBだという点です。前述したように、これらの治療はいずれも科学的根拠があるにもかかわらずです。

自毛植毛には国内外において膨大な診療実績があることや、植毛の第一人者である米国のビーナー博士が自毛植毛術は82・5％以上という高い生着率を得られると指摘していることが、日本皮膚科学会のガイドラインにも記載されています。

その数字はAランクの有効率より高い数字なのに、どうして植毛をBやC1にしたのか、私には理解できません。

フィナステリドやミノキシジルがA判定なら、植毛もA判定とすべきです。ガイドラインで植毛がBランクになっている国は日本しかありません。米国のFDAとはまったく異なるスタンスです。

たとえば、ガンの3大治療法は、手術、抗がん剤、放射線療法です。ガンの状況や患者さんによって適応は違うものの、この3つはランクづけできるものではありません。AGAの治療も同じで、薬物治療と植毛は並列で考えるべきものです。方法に優劣はなく、ランクづけするものではありません。

なぜ、日本皮膚科学会のガイドラインには、植毛の推奨度が薬物治療より劣っているかのように書かれているのでしょうか?

理由は、もうおわかりでしょう。

すでに説明したように、日本の皮膚科医は内科的治療が中心で、概して外科的手術を行う専門医は少なく、植毛はほとんど行わないからだと思います。

皮膚科医にとって植毛術は基本的に専門外で苦手な領域であるために、このような判断になったと邪推してしまいます。

植毛を実際に行っている立場からは、日本皮膚科学会のガイドラインに同意できるはずもありません。

ここで、私がつくったガイドラインを紹介します(男性版は次ページ、女性版は40ページ)。

治療のガイドライン[男性版]

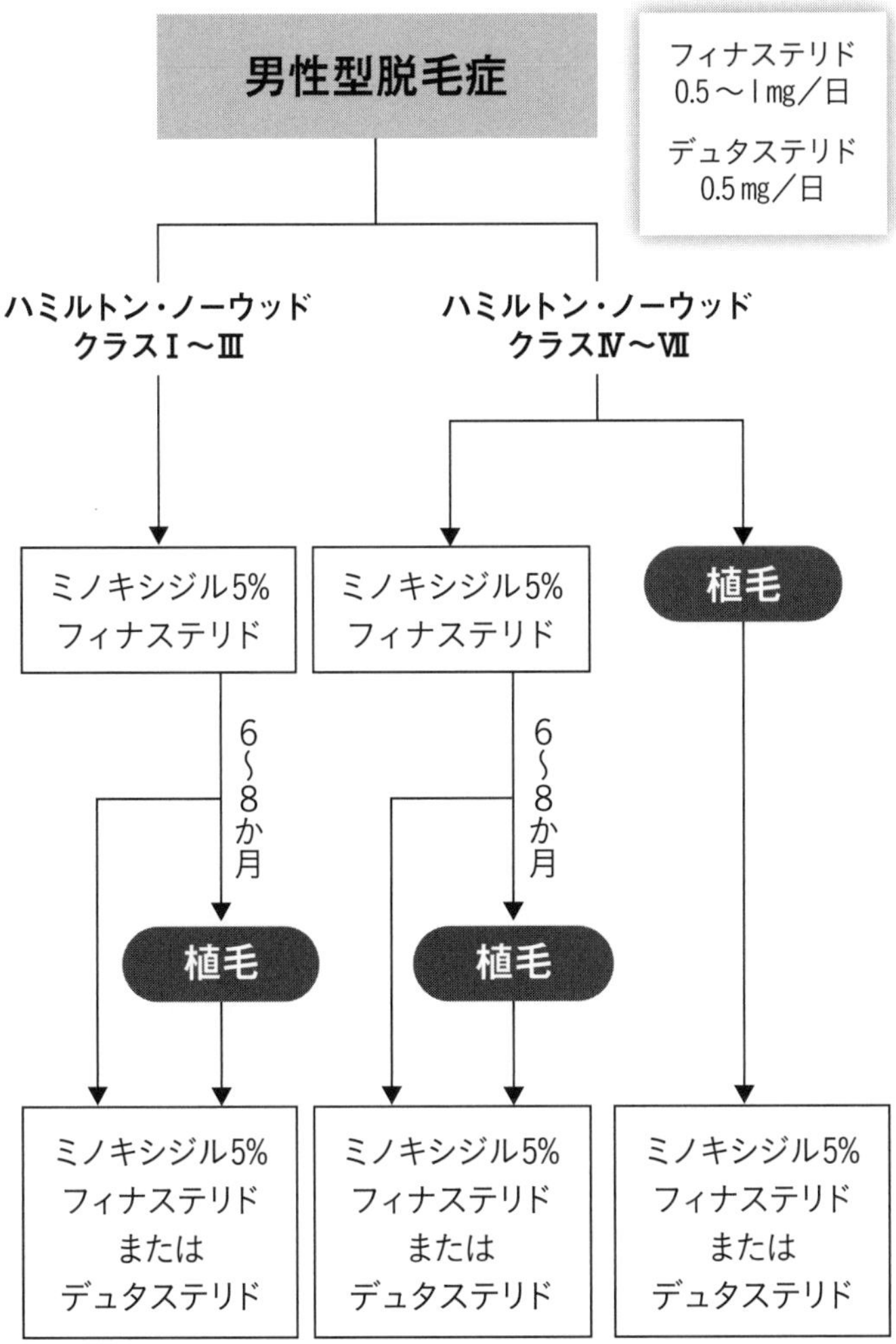

治療のガイドライン[女性版]

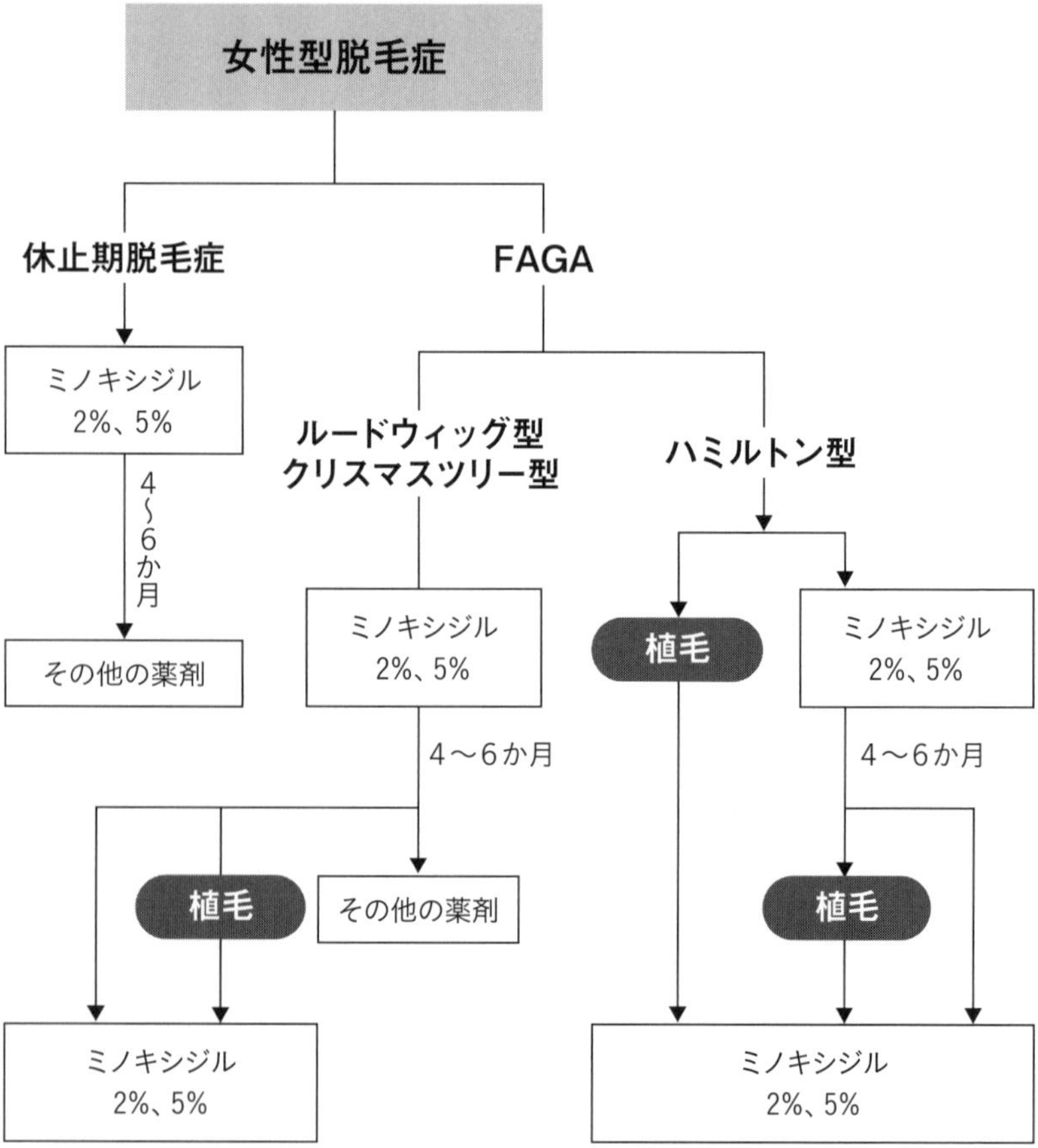
女性型脱毛症
休止期脱毛症
FAGA
ミノキシジル
2%、5%
4〜6か月
その他の薬剤
ルードウィッグ型
クリスマスツリー型
ハミルトン型
ミノキシジル
2%、5%
4〜6か月
植毛
その他の薬剤
ミノキシジル
2%、5%
植毛
ミノキシジル
2%、5%
4〜6か月
植毛
ミノキシジル
2%、5%

このガイドラインでは、「まず薬を試して、効かなければ植毛」という基本方針のほかに、場合によっては最初から植毛という選択肢も示されています。

原則として薬物治療を行い、改善が見られなければ植毛を検討するのは日本皮膚科学会のガイドラインと同じですが、ＡＧＡの進行度（ハミルトン・ノーウッド分類）や脱毛の範囲、症状の経過、患者さんの希望などによっては、初めから植毛を行ってもよいとしています。

男性はどう対処すればいいか？

くり返しになりますが、科学的根拠のあるＡＧＡ治療は、薬物治療（フィナステリド／デュタステリドとミノキシジル）と外科的治療（植毛）であり、これが基本になります。

実際の治療に際しては、まずは薬を使ってみて効果を確認し、効果が不十分な場合は植毛を検討するというのがオーソドックスなやり方で、私もそれは同じです。

特殊なケースでない限り、初めから植毛は行わないのが原則です。

なぜかというと、ＡＧＡは必ず進行するからです。植毛はほぼ確実にヘアのボリュームアップが期待できる技術ですが、ＡＧＡの進行を止めるわけではありません。移植したところは濃くできても、既存のヘアはどんどん薄くなっていくことを想定しないといけません。

植毛をしても、既存毛を維持するためには薬が必要だと考えられるので、まず薬がどの程度効くかを確認すべきです。

男性の場合には、あくまでもひとつの基準ですが、「生え際」と「ツムジ周囲」に分けて考えるといいと思います。

一般的に、薬は生え際には効きが悪く、ツムジには効果が大きいことが知られています。

たとえばフィナステリドは、生え際に対しては、半分以上が現状維持で、４割弱が軽度の改善です。十分な程度までになった人は数％に過ぎません。

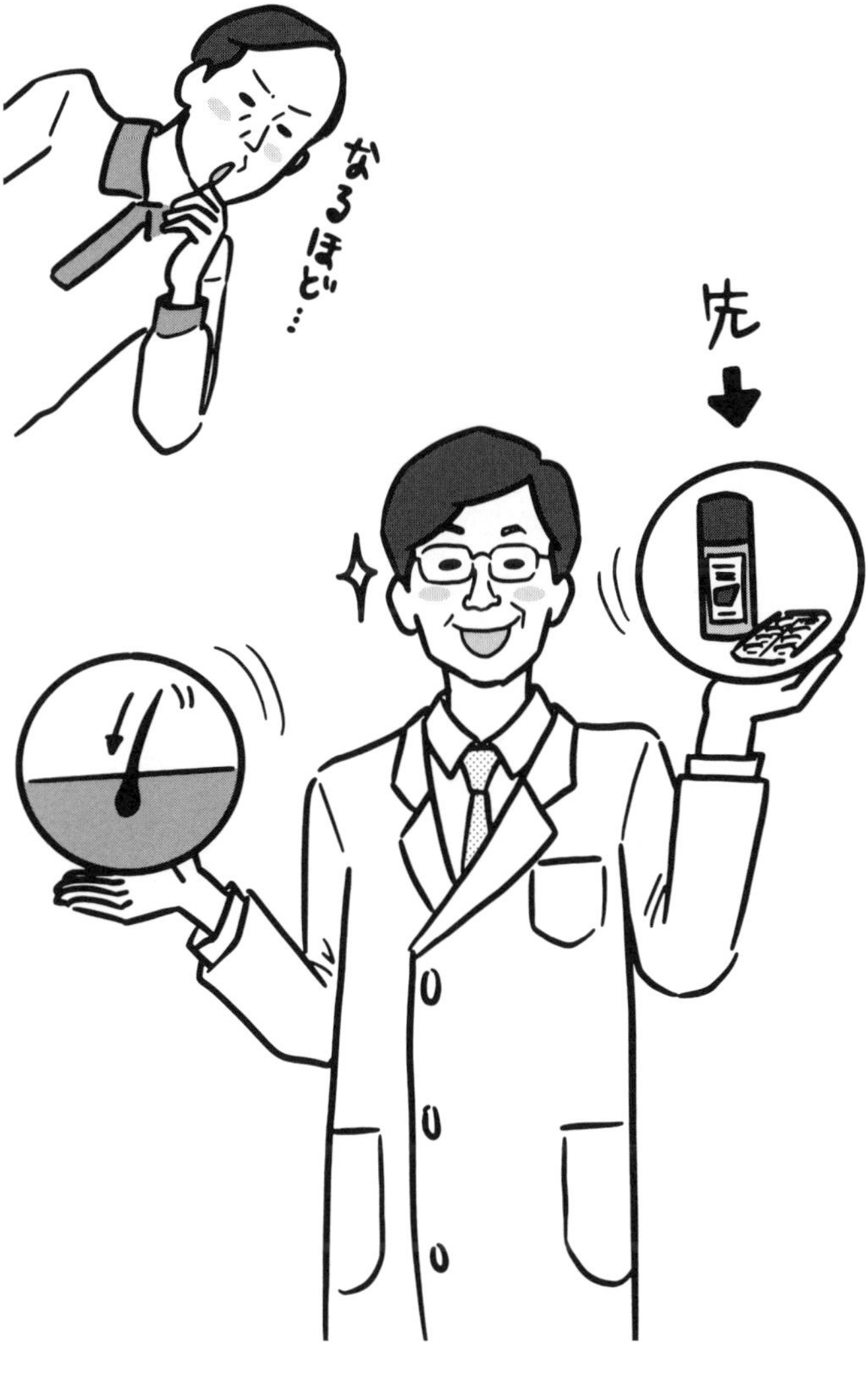
なるほど…
先

つまり、ＡＧＡの進行に対する薬物の効果は限定的で、結局植毛を行うことになる確率が高い範囲です。そのため、ケースによっては、生え際については最初から植毛という選択肢もありえます。

一方、ツムジは３人に２人が改善したが、残りの１人は現状維持だったという報告があります。ここは薬が効きやすいとされる範囲なので、まずは薬を試してみて、改善されなかったら植毛を考えるべきです。

女性はどう対処すればいいか？

私のガイドライン（40ページ）を見ればわかりますが、女性型脱毛症（ＦＰＨＬ）は男性のそれとは治療方針が異なります。一般に、薬物治療でしか対応できない例も少なくありません。

前述したように、女性では、女性のＡＧＡ（ＦＡＧＡ）とヘア全体が薄くなるびまん性の2つの状態があります。全体が薄くなるということはドナー部も薄くなっているということで、植毛できる状態ではありません。ですから、男性の場合以上に植毛の適応を見きわめる必要があります。

たとえば、甲状腺機能が低い橋本病や鉄欠乏性貧血は女性に多い病気ですが、これらの影響でも髪が全体に薄毛になりますから、きちんとその治療を受けなければなりません。

植毛を受けてもよいのはFAGAだけですが、女性は植毛の影響で、移植毛を植えつけた範囲の既存のヘアが抜ける現象（ショックロス）が起きるリスクが高いとされています。

また、女性は概して男性よりも植毛の結果に対する満足度が低いという問題もあります。もともと植毛に対する期待度が高いので、相当に濃くならないと満足しないことが多いのがその理由です。

具体的にデータをとってみると、ルードウィッグ型のクラスⅢのような進んだ段階では、ほぼ全員が術後の結果に満足されますが、クラスⅠやⅡでは満足される人の比率が下がります（27ページ図参照）。

一方、ハミルトン型の方は男性と同じように、植毛の結果にとても満足しています。薬物治療の効果があまり期待できないハミルトン型に限っては、最初から植毛の選択もありかもしれません。

第 2 章

薬物治療は
こうするのがいい

AGAへの薬物治療とは？

薬物治療の基本は次のとおりです。

▼男性型脱毛症

世界標準は、フィナステリドの内服とミノキシジルの外用の併用です。これで改善が見られない場合にはデュタステリドの使用を検討します。

フィナステリドの効果が現れるのは6か月以降とされており、6～8か月以降に効果の判定を行います。

一方、ミノキシジルは4か月以降に効果が現れるので、4～6か月以降に判定を行います。

▼女性型脱毛症

ミノキシジルの外用が標準的な方針ですが、改善が見られない場合は、スピロノラクトンなどの抗男性ホルモン剤の使用を検討します。

以下、それぞれの薬剤について少し詳しく説明します。

基本になるのはフィナステリド

フィナステリドは、テストステロンをAGAの原因物質とされるジヒドロテストステロン（DHT）に変換する5α－リダクターゼを阻害し、血中DHTの値を下げる薬です。5α－リダクターゼにはⅠ型とⅡ型があり、フィナステリドはAGAに主に関係しているⅡ型をブロックします。

1998年に、米国FDAが初めてAGAに対して認可した商品は、プロペシア（フィナステリド1mg錠）で、発売と同時に大評判になりました。これは前立腺肥大の治療薬であるプロスカー（フィナステリド5mg）を5分の1にしたものです。

現在60か国以上で承認されており、世界で最も多く処方されています。日本では2005年に0・2mg錠と1mg錠が認証されています。

製造元のデータによると、プロペシアは90％以上の人に有効とされています。多くの場合、服用後3か月くらいで抜け毛が減ることが自覚され、6か月以降に外見的な改善が認められるとされています。

ただし、その効果の程度は部位によって異なります。

ツムジ周囲に対しては2年間の服用で3分の2の人が服用前より濃くなり、残りの3分の1の人は現状維持とされています。

生え際に対しては、4割の人が服用前より濃くなるようですが、そのほとんどは「少し濃くなる」という程度で、ツムジ周囲に比べるとその効果の程度はだいぶ落ちるようです。

有名な副作用としては、ほぼ50人に1人の割合で、性欲の減退や勃起障害（ED）など、男性機能低下が起こることが知られています。他にも、ごくまれですが、皮膚のアレルギー症状、乳房の肥大、睾丸痛、腎機能障害、めまい、うつ状態などが起こる可能性があります（次ページ図）。

副作用は服用をやめると速やかに回復するといわれていましたが、最近ネット上で、使用を中止しても性機能障害やうつ状態が解消しない「ポストフィナステリド症候群」と呼ばれる後遺症の存在が話題になっています。

この「ポストフィナステリド症候群」が本当に存在するかは、現在でも賛否両論がありますが、日本ではまだ報告はないようです。

つい最近、ヘア関連の国際学会で、性機能障害のリスクについて十分に説明したグループとそうでないグループでの副作用の発現頻度を比較すると、圧倒的に前者のほうが多かったという報告を耳にしました。

あらかじめ副作用の情報がインプットされていると、それが心理的に影響するという側面も否定できません。

フィナステリド／デュタステリドの副作用

顕著な副作用

▶性欲の減退

▶ED（勃起障害）

副作用（発症頻度 0.1%以下）

▶皮膚症状：過敏症、かゆみ、蕁麻疹、発疹

▶循環器障害：血管浮腫、顔面腫腸

▶口腔症状：舌腫腸、口唇腫腸

▶耳鼻科症状：咽頭腫腸

まれな副作用（発症頻度 0.01%以下）

※ごくまれにですが、重症な副作用を起こすケースもあります。

▶泌尿器障害：睾丸痛、血精液症、男性不妊症

▶腎機能障害

▶めまい

▶女性化乳房、乳房圧痛

つまり、「フィナステリドを飲んでいるとEDになる」といった思い込みから、実際に性機能が低下する可能性も否定できません。

最近になって突然話題になった「ポストフィナステリド症候群」を疑問視する医師も多いのですが、私自身は、確かに存在するものの、とてもまれな頻度だと認識しています。

ちなみに、副作用への懸念か、フィナステリドの外用薬についての問い合わせをよくいただきます。

この製品は国際学会では、今のところあまり話題になりませんが、イタリアではフィナステリドの外用薬の処方の事例をよく耳にします。

フィナステリド内服薬が副作用のために使えない方にとっては有力な選択肢にはなりえるかもしれませんが、実際にどの程度の効果があるかというデータはなく、私も処方したことはありません。今後の検討課題だと思います。

女性へのフィナステリドは本当にNGか？

日本皮膚科学会ガイドライン（２０１７年）では、女性へのフィナステリドの投与はDランクで、ミノキシジル１％の外用だけが推奨されています。

女性型のＡＧＡに対してはフィナステリドの効果は期待できず、また胎児の生殖器発育異常のリスクもあるために使用すべきではないというわけです。

一方、閉経後の女性に５・０㎎まで服用したところ、ＡＧＡが改善したというソウル大学皮膚科の報告があります。

男性のフィナステリドの適量は１㎎ですが、女性の場合には性機能障害という副作用を考慮する必要がないので、試してみる価値はあるかもしれません。

過去にいろいろと治療を試してもダメだった閉経した女性に対して、フィナステリド２・５～５㎎の投与はひとつの選択肢になりえると思います。

女性は植毛の適応ではないケースも少なくないので、薬物治療の選択肢はもっと検討されなければならないと思います。

デュタステリドとは?

デュタステリドは、フィナステリドと似た構造の薬で、やはり前立腺肥大の治療薬です。

フィナステリドが5α-リダクターゼⅡ型を阻害するのに対し、デュタステリドはⅠ型とⅡ型の両方を阻害します。

そのため、DHTの血中レベルを下げる作用がフィナステリドよりも強いので、プロペシアより発毛効果は高いとされています。

日本ではAGA治療薬として2015年にザガーロ（デュタステリド0・1㎎と0・5㎎）が認証されました。

ＡＧＡに対する効果が理論的にはフィナステリドよりも高いので、フィナステリドの効果が不十分なケースでは、デュタステリドの使用も考慮されます。ただ、実際の効果にはそれほどの差はないことも多いようです。

デュタステリドは、薬の構造、効果のメカニズム、副作用など、すべての面でフィナステリドと同じと考えてよいのですが、性機能障害の副作用の頻度はやや高いようです。

米国ではデュタステリドをつくっていた製薬会社がＦＤＡに申請を出していましたが、それを取り下げたと聞いています。たしかな理由はわかりませんが、おそらく副作用のリスクが大きく、それに見合う効果が得られなかったのではないかと想像しています。

欧米では現在でもデュタステリドは認可されていません。現時点で認可されているのは、日本、韓国、台湾、シンガポールの4か国だけです。

デュタステリドは、フィナステリドを使って効かない人に考慮するというのが原則です。日本では「新薬＝いい薬」という思い込みのせいか、初めから処方する医師も多いようですが、思ったほど効果が高くないケースも多いことは知っておいたほうがいいと思います。

なお、デュタステリドとフィナステリドを一緒に服用してはいけません。また、肝臓に何らかの病気がある場合には、副作用が強く現れる可能性があるので、そのような方は事前に医師に伝える必要があります。

ミノキシジル外用薬はどのくらい効くのか？

ミノキシジル外用薬は、もともとミノキシジルという降圧剤で、高血圧症の方への薬です。この内服薬には全身のヘアが濃くなる作用があり、それに注目してヘア治療への外用薬が開発されたのです。

ミノキシジル外用薬は１９８８年に米国ＦＤＡによって認可された最初のヘア治療薬ですが、米国では女性用の２％と男性用の５％、日本では女性用の１％と男性用の

5%が発売されており、AGA以外の脱毛症にも処方されています。

メカニズムは毛包細胞のカリウムチャンネルの活性化、血行改善、抗男性ホルモン作用、毛母細胞への直接作用うんぬんとされていますが、まだ完全に解明されていません。

外用薬のため、フィナステリドよりも効果は低いのですが、2%より5%のほうが効果が高いことが証明されています。

使用方法は、男性は1日2回の塗布ですが、継続して塗ることが大切で、使用して4か月目以降に結果が出るといわれています。

ただし、覚えておいてほしいのは、使用初期（4~8週目くらい）に、一時的に抜け毛が増える場合があることです。これは「初期脱毛」と呼ばれる現象で、ヘアサイクルの休止期になった髪が再び動き出すための準備をしている状態です。

初期脱毛が起こりやすいのは、ミノキシジルが比較的よく効く体質の人で、こういう体質を「レスポンダー」といいます。

初期脱毛はヘアサイクルの正常化に向かう期間に起こり、薬が効いている証拠です。

したがって、抜け毛が増えても治療を中断する必要はありません。

ミノキシジル外用薬の主な副作用は、基剤のアルコールのアレルギーによるかぶれです。そのため米国では、かぶれやすい患者さん用に、低アルコールの5％泡状タイプが2006年に登場しています。

その他の副作用としては、手足やまぶたのむくみ、体重増加がまれに起こります。また、米国の報告では、動悸、めまい、息切れなど循環器系の症状が1000人に1人の割合で起こるといわれています。

日本皮膚科学会の『男性型および女性型脱毛症診療ガイドライン2017年版』には、このミノキシジル外用薬について次のように書かれています。

「男性型脱毛症に5％ミノキシジル、また女性型脱毛症に1％ミノキシジルを外用するよう強く勧める」

そして、1％のミノキシジル外用が効かなかった場合にどうすればいいかについては、まったく言及していません。

一方、私は10年以上前から女性の方にも5％ミノキシジルを処方していますが、それが海外の植毛専門医たちのコンセンサスだと思います。

日本のガイドラインで勧められている1％の製品で満足している女性が、はたしてどれくらいいるのかは疑問です。体毛が濃くなる副作用を懸念しているのかもしれませんが、まずは効果が出なければ意味がありません。

また、ミノキシジルはツムジ周囲にはそこそこの効果が期待できても、生え際への効果は弱く、抜け毛を減らす以上のケースはめったにないという欠点があります。

ちなみに、ミノキシジル5％のオリジナル商品ロゲインが米国で発売された当初のパッケージには、ツムジのイラストが描かれていたことを記憶しています。「この部分に効く」というメッセージです。

ところが、日本の広告ではそこには触れず、どの範囲にでも同じように効くようなニュアンスになっています。もう少し細かく正確な情報を出すべきだと思います。

なお、ネットショッピングなどで12％またはそれ以上の高濃度の商品が生え際やこめかみ用に入手できますが、それらの製品が5％よりも効果が高いという科学的根拠はありません。

2つの薬の併用で効果アップ

「プロペシアとミノキシジルでは、どちらが効きますか？」という質問をよくいただきます。

これについては、次の実験結果があります。

1 ミノキシジル外用のみを使用
2 プロペシアのみを使用
3 ミノキシジル外用とプロペシアの両方を使用
4 プロペシアとケトコナゾールシャンプー（後述）の両方を使用

結果は、「1より2が有効であり、3は12より有効、4は2とほぼ同じ」というものでした。

　つまり、ミノキシジル外用単独よりもフィナステリド単独のほうが効果が高く、ミノキシジルとフィナステリドを併用することによって、より高い効果が期待できるということになります。

　この2つの薬はメカニズムがまったく違うので、両方を一緒に使うことで効果が高まります。効果が相乗的に働くということかもしれません。

　ただし、副作用の問題もあるので、どちらかが使えなければ1種類を使うしかありません。

　2つの薬を一緒に使うことで未知の副作用が出るということはないと思います。それぞれに影響がまったく違いますから、何らかの副作用が出たとしても、患者さんの訴えを聞けばどちらの薬の副作用かはほぼわかります。

ミノキシジル内服薬とは？

ミノキシジル内服薬は、日本では認可されていません。米国FDAもヘアのために処方することを適応外として認めていません。ミノキシジル内服薬は血圧を下げる薬だからです。

国によって行政の考え方は違いますが、日本では厚労省が認可していない薬であっても、医師の裁量による処方は認められています。

つまり、認可されていない薬でも、患者さんが「服用してみたい」といえば、医師は自分の責任で処方することができるというわけです。

個人輸入で入手している患者さんも多いという実態もあります。

私もヘアへのミノキシジル服用には批判的でしたが、2006年に当院で行われた国際毛髪外科学会主催の「アジア人の頭髪外科」というワークショップで、この薬品の効果が注目されました。

内服薬は腸管から吸収されるので、皮膚からの外用よりもパワフルな効果が期待され、プロペシアで効果の得られなかった人にも有効だった例をたびたび目にしてきました。

ただ、不整脈、動悸、息切れ、胸苦しさなど、循環器に対すると思われる症状や手足やまぶたのむくみ、体重増加が認められることがあって、その場合は速やかに服用を中止しなければなりません（次ページ図）。

日本皮膚科学会の『男性型および女性型脱毛症診療ガイドライン２０１７年版』では、ミノキシジル内服の推奨度はＤで、「行うべきではない」とされています。

ミノキシジル内服をほとんど目の敵にしていると思えるほどです。

私自身は、ミノキシジル外用で効果が見られない、あるいは外用薬がかぶれなどで使えない場合には、少量のミノキシジル内服薬を医師の注意深い管理下で服用することに反対ではありません。

ただ、処方する医師は、どういう薬かを患者さんに十分説明し、同意を得ることが

ミノキシジルの副作用

主な副作用（発症頻度1%以下程度）

▶初期脱毛：ヘアサイクルが正常に戻るときの好転反応の一種で、すでに弱くなってしまっている毛根が押し上げられて起こる脱毛

▶発赤：皮膚が赤くなる症状

▶頭痛：急激な血流量上昇が原因で起こる頭痛

▶体温上昇	▶下痢や便秘
▶発汗	▶性欲減退
▶腹痛	▶かゆみ

まれな副作用（発症頻度0.01%以下）

※ごくまれにですが、重症な副作用を起こすケースもあります。

▶アナフィラキシーショック：ミノキシジルに対するアレルギーで全身湿疹、全身浮腫、チアノーゼ、頻脈、呼吸困難、心停止などがある

▶起立性低血圧：立ちくらみ

▶動悸・頻脈などの心臓症状

▶眼圧上昇	▶興奮状態
▶めまい	▶意識障害
▶悪心・嘔吐	▶うつ状態

必要です。もともとは血圧を下げる薬で、それをヘア治療に応用しているということや、副作用などについてすべて説明しなければなりません。

降圧薬を飲み続けることに問題はないか？

海外で製造されているミノキシジル内服薬には、5㎎と10㎎の錠剤があります。降圧剤として服用する場合、服用量は1日10㎎くらいから始めて、血圧の状態を見ながら40～50㎎までを上限に増やしていくとされています。

私は、ヘア治療を目的にする場合は5㎎までが適量であり、それ以上は避けるべきだと考えています。

ミノキシジル内服薬へのいちばんの懸念は、「ヘアのために高血圧の薬を長期間飲み続けることに問題はないのか？」ということです。

私はヘア治療のためには、1日2・5㎎から始めます。それで継続できればよいのですが、もう少し頑張りたいという人には、1～2か月は様子を見た上で、最大5㎎までは増やして、それ以上は患者さんが望んでも処方しないようにしています。5㎎と10㎎との効果の違いについてのデータもありません。

ただ、ミノキシジル10㎎を処方しているAGAクリニックもけっこうあるようですし、インターネットでの個人輸入で10㎎を服用している人もいます。これはこれで問題だとは思いますが、高血圧の人が飲む量に比べれば多いわけではないので、仮に低血圧の人であってもリスクが大きいわけではないと思います。

ただ、ずっと飲み続ける必要があるので、細心の注意が必要です。

患者さんにはときどき自分で血圧をチェックするように勧めていますが、しょっちゅう検査をしなければいけないほど危険な薬ではありません。のべつまくなしに採血や血圧測定をするクリニックがあるとしたら、検査料で売上を上げる目的でしかありません。

女性へのミノキシジル内服薬は？

日本皮膚科学会のガイドラインでは、女性型脱毛症に対する薬物はミノキシジル外用薬しかないことは前にも触れましたが、つい最近、オーストラリアのメルボルン大学の皮膚科の教授が女性のＡＧＡにミノキシジル内服薬を処方して、良い効果が得られたと報告しています。

私もミノキシジルの内服薬を処方することがありますが、女性の適量は２・５mg以下だと思います。全身のムダ毛が濃くなるからです。

もっとも、ムダ毛が濃くなったとしても、毛髪が濃くなるほうを選ぶ患者さんもいて、その選択は本人がどうしたいのかにもよると思います。

その他にどんな薬物があるか？

ここまで説明した以外にも、ヘア治療にはさまざまな薬が使われています。

▼抗男性ホルモン剤（スピノロラクトンなど）

ミノキシジルの使用で効果が得られない女性型脱毛症には、抗男性ホルモン剤（男性ホルモンレセプター阻害薬）を使うこともあります。代表的なものがスピノロラクトンです。

これは30年以上前から使われている降圧利尿剤です。テストステロンの産生をブロックする抗男性ホルモン作用によって、多毛症やニキビの改善に有効性が証明されており、女性では発毛作用が報告されています。

ヘア治療のために服用する場合には、降圧利尿剤としての用量の4分の1〜8分の

1と少量なので、副作用はほとんど心配ありません。

ただし、高カリウム血症や電解質の異常などを起こすリスクがあり、ヘアへの使用には反対意見もあります。また、使用時には定期的な検査が必要になります。

その他の副作用としては、生理不順、男性胎児の女性化、脱水症状、乳房痛、情緒不安定などがあり、女性が服用する場合は避妊が必要だとされています。

同じようなメカニズムを持つ内服薬として、フルタミド、酢酸シプロテンがあり、男性ホルモンの血中濃度が高く、生理不順の女性への効果が報告されています。また、外用薬としては、欧米でフルリジルが使用されています。

▼ケトコナゾールシャンプー

ケトコナゾールはもともと真菌（水虫などのカビ）の薬ですが、フケの原因がマラセチアというカビだということが判明してから、それをシャンプーに応用している製品です。

1%と2%の濃度があり、皮脂をよく落とすので、フケ症や脂漏性皮膚炎の人には良いシャンプーだと思います。

欧米では爪白癬の治療薬としてケトコナゾールの内服薬もあり、その服用でAGAの原因物質であるDHTの血中濃度が下がることから、AGAに有効と信じられるようになりました。

米国FDAはケトコナゾールシャンプーのAGAへの有効性を認定していませんが、シャンプーは日常的に使うものですし、どうせならヘアに良いものを使うほうがいいかもしれません。

とくに2%のケトコナゾールシャンプーは多くの植毛医に支持されていて、ミノキシジル、フィナステリドとともにAGA患者さんに処方されています。

▼さまざまな外用薬

最後に5つの外用薬をあげておきます。

アデノシンは、毛乳頭に存在するアデノシン受容体に作用し、毛母細胞を増殖させるというメカニズムが考えられています。

カルプロニウム塩化物は、円形脱毛症などの脱毛症に対して保険適応があります。毛包のまわりの血行を促進する作用があります。

tフラバノンは、毛包の成長期の延長によって、薄毛に効果があるとされています。

サイトプリンとペンタデカンは、毛包への栄養補給を目的とした外用薬です。

ただし、いずれの製品もAGAに対する有効性の科学的根拠はありません。

薬物治療の3つの問題点

薬物治療の問題点は次の3つです。

1 効くか効かないかは、使ってみないとわからないこと

2 副作用のリスクがあること

3 効果は一時的なので、使用し続ける必要があること

薬の効果というのは使ってみなければわかりません。

フィナステリドの場合、服用前に遺伝子検査で効果のほどがわかるという話も耳にしますが、真偽については今後の検証が必要でしょう。

フィナステリドはＡＧＡの人に90％以上有効だとされていますが、「とても有効」なのか「少しだけ有効」なのか、その程度が問題です。そこまでわからなければ意味がありません。

仮に有効だとしても、ＡＧＡは遺伝的な素因によるものですから、効果を持続させるためには、ずっと服用し続けなければなりません。

その場合、費用が高額だとしたら、大きな問題です。

とくに、日本ではプロペシアやザガーロはとても割高なので、多くの人が安価な海外の製品を個人輸入で入手して服用しています。

海外ではプロペシアが日本ほど高価なわけではありませんが、それでも多くの人々は前立腺肥大の薬であるプロスカー（フィナステリド５㎎）を４分割して服用しています。ただ、最近は日本の製薬会社からかなり手頃感のある後発商品が発売され、処方できるようになっています。

日本のミノキシジル外用薬も高価なことが難点でしたが、割安な医家向けの製品が処方できるようになり、中には大衆薬の価格の半額くらいの製品もあります。長く使うものですから、価格は大切なポイントになります。

第 3 章

AGAクリニックには問題が多い

そもそも名称がおかしい

近年、〝毛髪専門〟を掲げるＡＧＡクリニックが増え、それにつれて患者さんのクレームも多発しているようです。受診を後悔している患者さんの声もたくさん聞いています。

もちろん良心的なＡＧＡクリニックもあるかもしれません。しかし、さまざまな問題点があることは事実です。

ＡＧＡクリニックをひと言でいえば、『認可されていないミノキシジル内服薬でビジネスを行う自由診療のクリニック』と定義されると思います。

「ＡＧＡありき」でフィナステリド、ミノキシジル内服、サプリを組み合わせて処方し、クリニックによってはメソテラピーやＨＡＲＧ治療などの局所注射治療で高額な治療費を請求します。

そもそも日本以外に、世界中どこを探しても見当たらない〝AGAクリニック〟という名称からしておかしいと思いませんか?

たとえば、〝風邪のクリニック〟などありません。初めから「風邪」という診断名がついていているクリニックに行けば、何でも「風邪でしょう」ということになってしまいます。

いったい誰が「AGA」と診断するのでしょう? 患者さん自身でしょうか? 不思議な名前です。薄毛クリニックとかヘア専門クリニックというのならわかりますが。「薄毛や脱毛=AGA」という先入観を刷り込んで、自分たちのクリニックへ誘導しているとしか思えません。

薄毛に悩んでいる方々にぜひ強調したいのは、「最初にAGAクリニックへ行くのはやめたほうがいい」ということです。

安易にAGAと決めつけられて、薬を処方され、高額な治療費を求められて、「AGAは進行するから、薬を続けなければならない」といわれ、怖くて薬をやめられなくなり、薬漬けになってしまうのがオチです。

また、いったん薬が処方されてしまうと、次に診ることになる別の医者にとっては、薬の影響があるために、患者さんの本来の状態がわかりにくくなってしまうという不都合もあります。

まるで合法的キャッチバー!?

当たり前のことですが、どんな病気でも、きちんと診断を受けた上で専門の医師が治療に当たらなければなりません。

では、はたしてAGAクリニックではヘアの専門医が診療しているのでしょうか？

残念ながら、そうしたクリニックはごく少数です。そこで働く医師がヘア治療に関しては門外漢であることが多いのです。

診療を行っているのが皮膚科医ではなく、産婦人科や精神科など、ヘア治療にはまったく関連のない診療科の医師であることも少なくありません。しかも、ほとんど

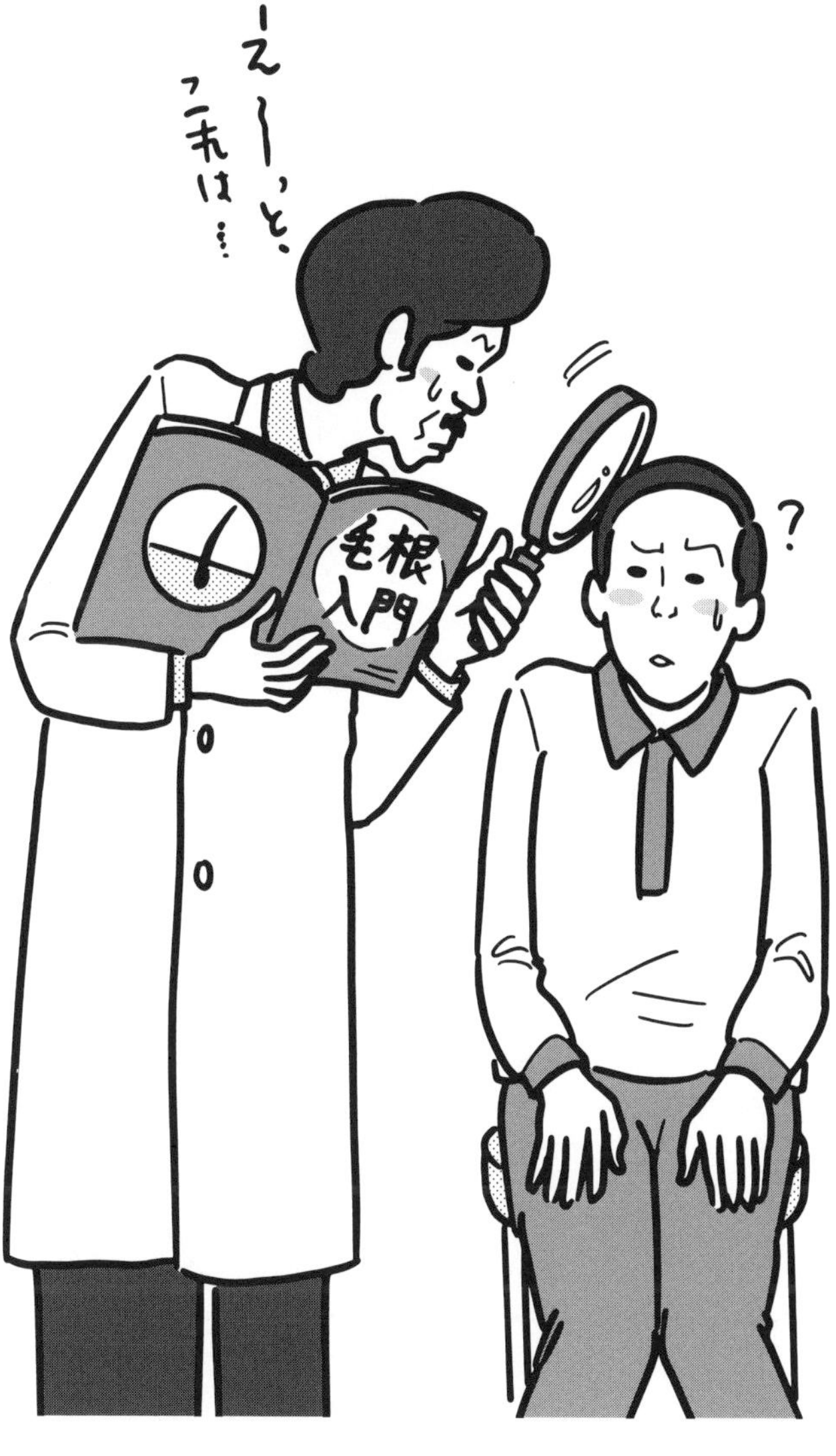
え〜っと、
これは…
毛根入門
?

の医師がアルバイトです。

聞いた話によると、医学部を卒業したばかりや、2年間の卒後研修を終えて専門科目を決めていない医師も大勢いるということのようです。

多くのAGAクリニックはきちんと診断など行いません。何しろ、来る患者さんはほとんど全員が「AGA」なのですから。

しかも、薬物治療しか行いませんし、基本的な薬は2種類だけ。あとはサプリメントなので、アルバイトの医師でも卒業したばかりの医師でも、診療のハードルが低いのです。

治療のパターンもきわめて少ないのですから、経験があろうがなかろうが、問題ありません。

それでも、医師が診療するのならともかく、カウンセラーと名乗る資格のないスタッフが診断や薬の処方をするクリニックもあります。

たとえば、弁護士事務所へ相談に行って、弁護士ではないスタッフが対応したら違反行為になるのと同じで、AGAクリニックのそのような行為は、厳密にいえば医師法違反になり、許されるはずはありません。

さらに、処方した薬で効果が得られないと、科学的根拠のない高価な頭皮への局所注射などを勧めるチェーンクリニックもあります。ぼったくられた上、改善しなくても、あとは何もしてくれません。まるで合法的キャッチバーです。

AGAと決めつけられて薬漬けに

AGAクリニックは、AGAではないと思われる状態に対しても、AGAの治療薬を勧めます。薬の使用が必要ないケースでも、手ぶらで帰されることはほとんどありません。

最も罪深いのは、思春期に起こる生理的な現象に対して、まともな診断もせずにAGAの薬を処方することです。

若い人、とくに高校生から20代初めの方では、AGAの頻度はゼロではありませんが、相当にまれです。丸かった小児型の生え際が、剃り込みの入ったような成人型の生え際に変化する現象は、高校生から大学を卒業する頃までに起こりますが、それはまったくの生理的なものです。

つまり、思春期前は男女ともに多くの場合、ダウンスロープ型の生え際ですが、多くの男性は、思春期以降にヘアラインの真ん中がいちばん低い位置のアップスロープ型になります（次ページ図）。

素人目には男性型脱毛症の生え際に見えますが、これは「成人型へアラインへの移行」といって、AGAとはいえません。つまり、「大人の生え際に変化する」ということなのです。

本来、この生理的変化は何もしなくてよい状態です。

22、23歳までは、生え際にソリが入っていても、少なくとも半年間は注意深く経過を見ていくべきです。

しかし、AGAクリニックに行くと、受診した人のほとんどは即AGAにされ、処方を受けます。そして、いったん薬を飲みはじめると、薬をやめたらもっと薄毛が進

生え際の種類

ストレート型

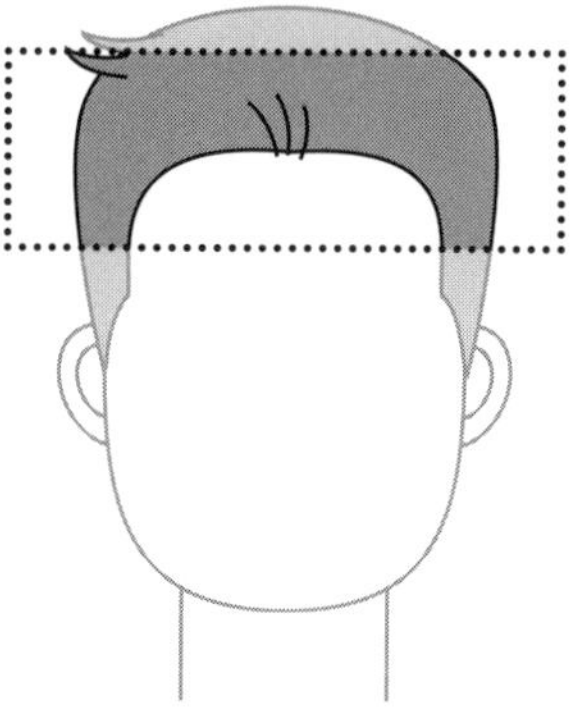

ダウンスロープ型

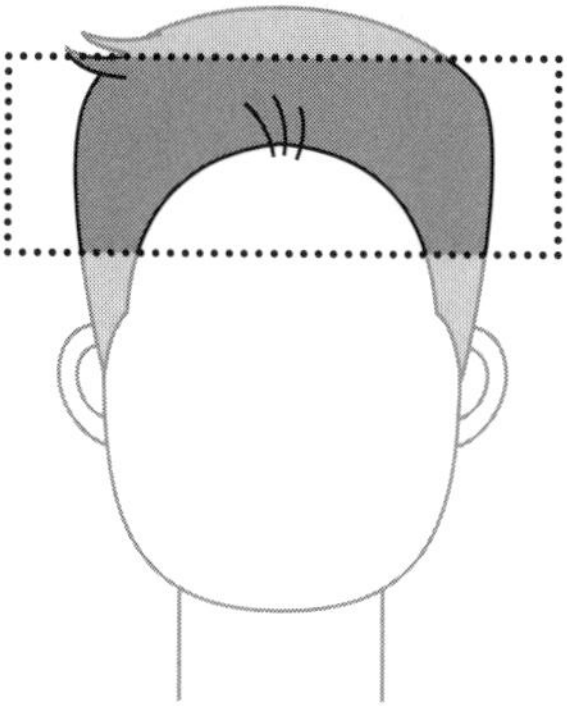

アップスロープ型

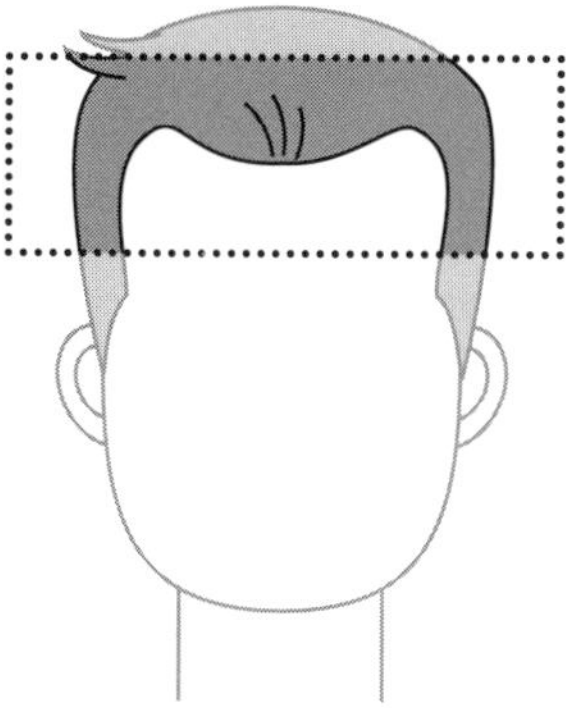

んでしまうかもしれないと怖くなって、やめられません。こうして結果的に薬漬けにされていくのです。

たとえば、当院を受診した額の広い女性の患者さんがいましたが、額が広いのはもともとの〝個性〟であって、それは薬を飲もうが何をしようが変わることではありません。どうしても治したいのであれば植毛以外に手段はありません。

ところが、その女性はＡＧＡクリニックに行ったら薬を処方され、さらに薬が効かないからと局所注射まで受けたそうです。その医師に悪意があったとまではいい切れません。単に、無知によるものだったのかもしれません。しかし、どちらにしても、大きな罪だと思います。

また、16歳の高校生でＡＧＡクリニックでミノキシジル内服薬を処方されたが、頭痛がするからやめたいといって当院を受診した人もいました。こういうケースが山ほどあるのです。

くり返しますが、思春期になってから生え際が心配な人は、ＡＧＡクリニックではなく、まず皮膚科専門医に行ってほしいと思います。

薬の値段が高すぎる

AGAクリニックのビジネスは〝薬九層倍《くすりくそうばい》〟で成り立っています。

薬九層倍は、暴利をむさぼることのたとえです。薬の売値は儲けが大きいという意味です。

AGA治療は保険適用外なので、同じ薬や施術であっても、病院やクリニックによって価格は大きく異なります。

たとえば、ミノキシジルの内服薬5㎎を1か月処方されるとすれば、標準的な価格はせいぜい2000～3000円です。

もともと、ミノキシジル内服薬は、プロペシアが登場したときに数千円の薬代が払えない所得の低かった東南アジアの人々が代用品として使用していたという背景があり、それほど高価な薬ではありません。

ところが、月額2万～4万円のAGAクリニックが多く、これは法外です。テレビCMをやっているクリニックチェーンなどは、〝目玉商品〟としてフィナステリドを3000円で処方するとアピールして、受診するとミノキシジルを1万円程度と高額で処方し、数か月してからメソテラピーなどでさらに高額な治療を設定する作戦のようです。

なんだかんだで患者さんは、1年くらい経つとお金が続かず、もっと安くならないかと考えて、個人輸入を利用するようになります。

多くのAGAクリニックも個人輸入と同様の手続きで海外から薬を入手しているわけですが、むしろ大量に輸入するために、個人よりはるかに安く購入できるはずですし、一緒に海外に注文したパッケージに入れ、「オリジナルの治療薬」として販売しているわけです。

つまり、AGAクリニックは、患者さんの個人輸入と同じやり方で海外製の格安ジェネリックをより安く大量に仕入れて、法外な利益を乗せて販売することで儲けているわけです。

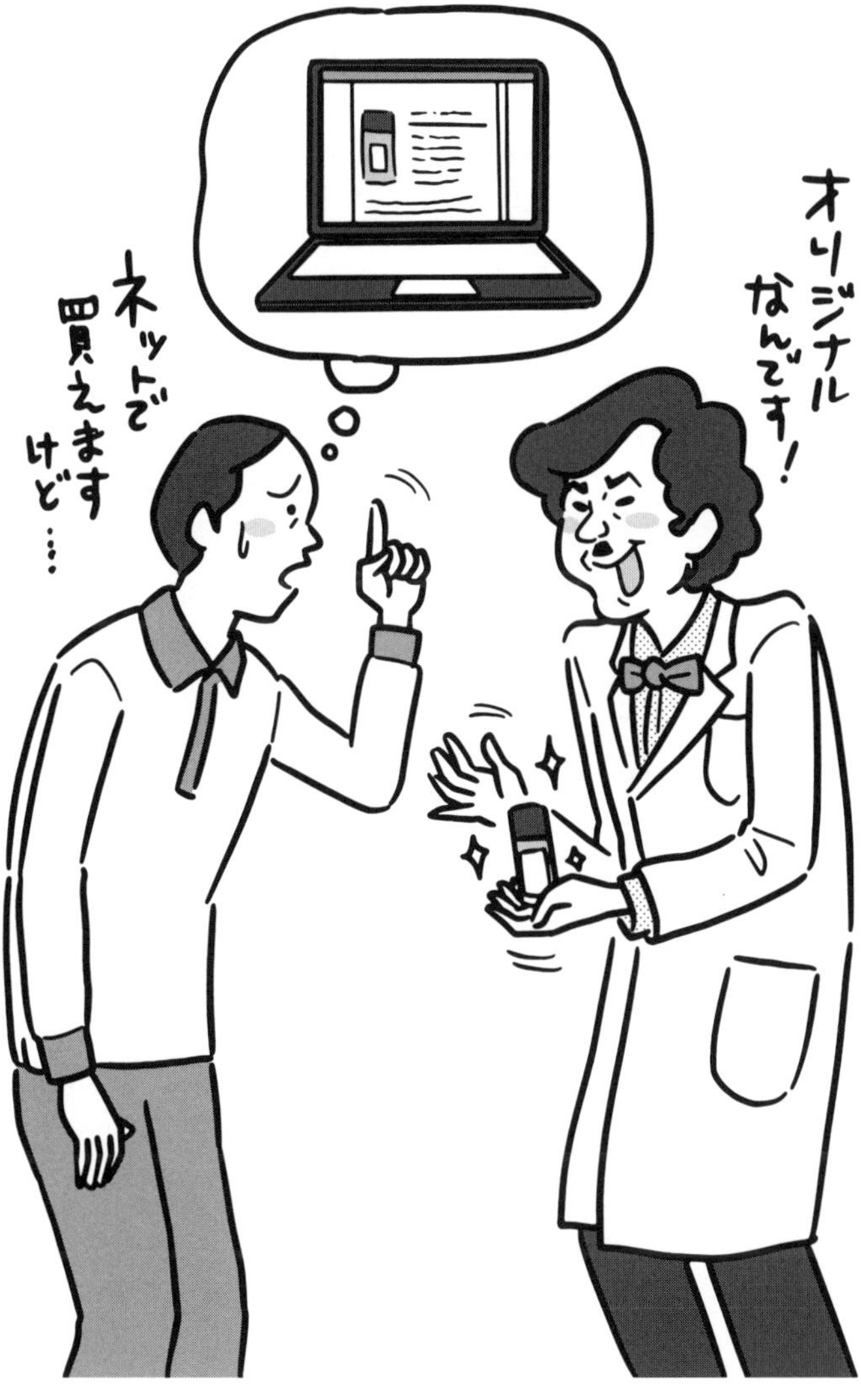
オリジナルなんです！
ネットで買えますけど……

薬の説明は十分に行われているのか？

つい先日、当院を受診した若い女性の患者さんから、唖然とするような話を聞きました。

ＡＧＡクリニックに行ったところ、最初からフィナステリドを処方されたそうです。前章でお話したように、基本的にフィナステリドは女性には処方されない薬です。そこでまず驚きました。

その薬を飲み続けたところ、体中の体毛が濃くなってきて、むくみも出てきた。それで「どうしたらいいのでしょう？」と当院を受診したのです。

おそらく、本当はフィナステリドではなく、ミノキシジルを処方されたのだと思います。

フィナステリドはヒゲや体毛を濃くする男性ホルモンのＤＨＴの血中レベルを下げ

るので、濃くなることはありません。濃くなったとしたら、ミノキシジルに違いありません。

そもそも、AGAクリニックは患者さんに対して、治療の説明をしないところが少なくありません。とくに、薬について正確に説明しないようです。

たとえば、ミノキシジルは降圧薬だということなどを説明すべきなのは当然ですが、処方する成分と含有量、その副作用のリスクと内容についても、しっかり伝えるべきです。

インフォームド・コンセントというのは、医師が患者さんに対して副作用などを含めて、薬の効能に関する十分な説明を行って、患者さんがそれに同意するプロセスのことです。

残念ながら、インフォームド・コンセントをしっかりと行っているAGAクリニックは、ほとんどないといわざるをえません。

長期の薬の前払いはありえない

薬を前払いで購入させるというAGAクリニックチェーンもあります。

1年の契約をして、治療費を前払いさせるのです。そうなると、総額で100万円以上になることもあります。

医療も含めサービス業では、消費者は提供されたサービスの対価にお金を支払うものです。サービスを受ける側が希望するならともかく、それを提供する側が半ば強要するのはおかしいと思います。

そもそも、1年分買わせた薬で効果が出なかったら、どうするのでしょう？　1年は無条件に続けるということでしょうか？　ましてや副作用が出たら中止しなければなりません。

全額返金制度を謳うワナもあります。

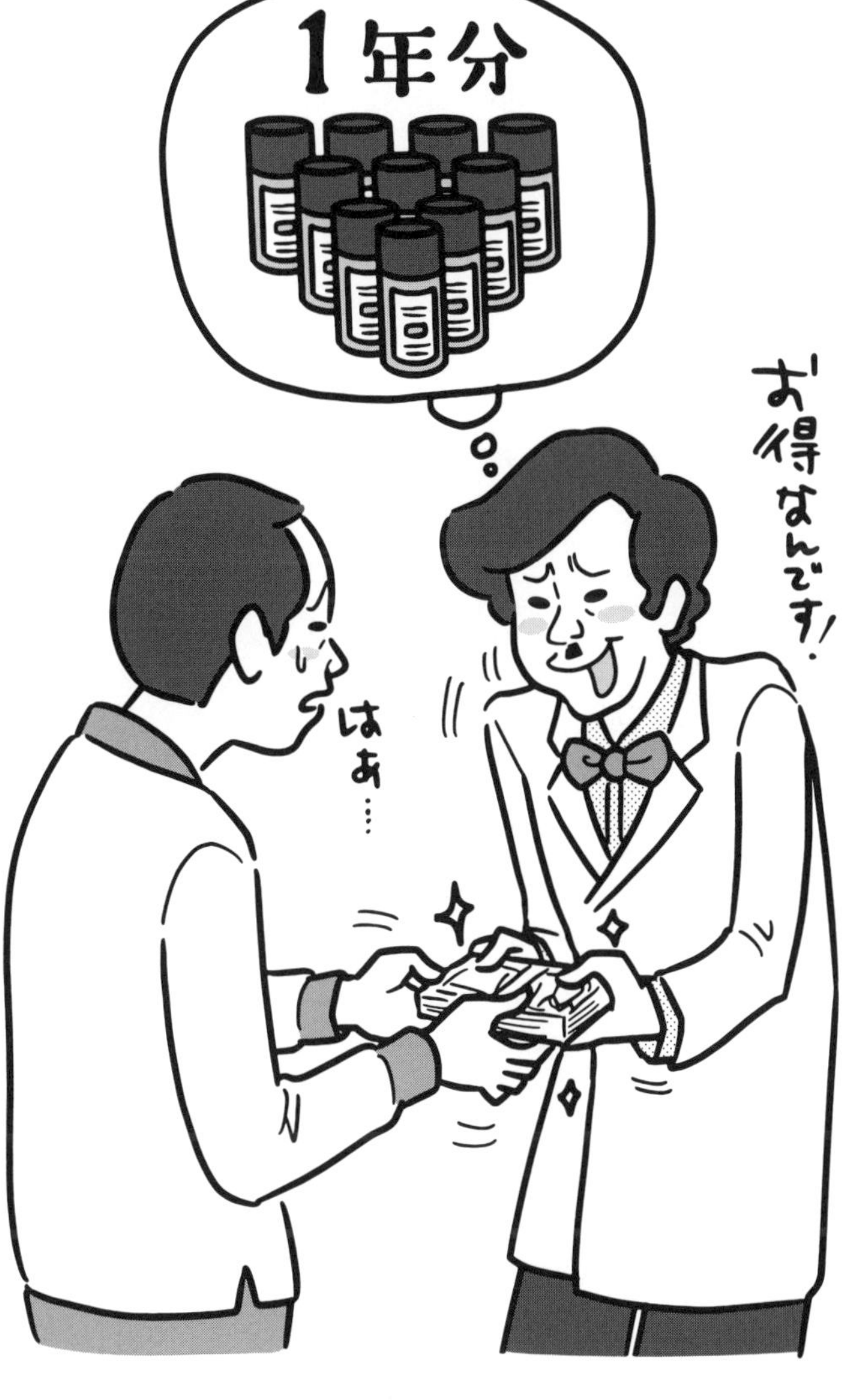
1年分
お得なんです!
はあ……

ＡＧＡは進行性です。ここを逆手にとるケースもあるようです。

たとえば、クリニックに半年以上通っても、思ったほど効果が得られなかったとしましょう。患者さんにしてみれば、当然「発毛しないのだから」と返金保証制度でお金を返してもらおうと思います。

すると、クリニックからはこういわれるかもしれません。

「期待したほどの発毛はないかもしれませんが、薄毛は進行していません。ＡＧＡは必ず進行しますから、これは治療効果が出ているということです」

また、「返金制度はフィナステリドに対してで、ミノキシジルを併用している場合には適用されません」といわれるかもしれません。

こうして当然、返金は断られます。

返金してもらうには、患者さん自身が発毛効果がなかったという証拠を示す必要があります。しかし、〝なかったこと〟を証明するのは難しいことです。

長期契約を迫るクリニックは絶対に避けるべきです。

薬で引っ張るしかないのがいちばんの問題

皮膚科クリニックと同様、いちばんの問題は、AGAクリニックが薬物治療しか手段を持っていないということです。

他に選択肢がなければ、薬が効かない場合でも、薬で引っ張るしかありません。薬だけで何とかしようと思えば、いろいろと無理なこともやることになります。

たとえば、風邪がなかなか治らないからと、内科医が風邪薬を何倍も増量したりはしません。それは危険であり、やってはいけないことです。

ところが、AGAクリニックは薬しか手段がないので、ミノキシジル内服薬を常識を超えて増量するようなこともあえてやるようです。

内服薬で効果が出ないと、さらにメソテラピーやHARG療法など、科学的根拠のない治療を勧められ、さらに高額な治療費を支払うことになってしまいます。

植毛など他の選択肢を持っていないから、そういうことになるわけです。

結局、AGAクリニックに通う患者さんは、薬が効かなくてやめるか、お金が続かなくてやめるかのどちらかになります。

高額オプションには科学的根拠がない

AGAクリニックに必ずといっていいほど存在する高額オプションメニューの代表が、メソテラピーとHARG療法です。

メソテラピーは、注射器を使って頭皮に直接〝発毛カクテル〟などといわれる薬液を注入し、成長因子と称している成分で薄毛の改善を図るというものです。

HARG療法は「Hair Re-generative therapy」の頭文字をとったもので、訳すと毛髪再生医療になります。耳障りの良い〝再生医療〟という言葉にごまかされそうになるかもしれませんが、メソテラピーと同じように頭皮に薬液を注入する方法です。

いずれの治療にも科学的根拠はありません。そもそも、これらの有効成分とされるものは育毛剤と似たようなもので、それを単に注射器で頭皮内に注入しているだけなのです。つまり、外用薬の延長のようなものです。

大きな問題なのは、この注射液に何が入っているのかを患者さんにしっかりと説明しないことです。〝有効成分〟とか〝成長因子〟といいながら、その中身はブラックボックスなのです。

これらの方法は、ヘア関係の国際学会でもほとんど発表がありません。実際にほとんど効果が見られなかった患者さんも大勢拝見しています。

メソテラピーもHARG療法も必ずフィナステリドやミノキシジルとの併用で行われ、単独でのデータはほとんどありません。つまり、科学的根拠のある薬との抱き合わせなので、それらの本当の効果なのかはわからないのです。

にもかかわらず、多くのAGAクリニックでは複数回の施術を行います。HARG療法は6回です。小さな範囲でも1回5万円以上、広い範囲になるとさらにそれ以上ですから、全部で何十万円もかかるわけです。

薄毛の悩みは切実です。医者が効くといえば、患者さんは何十万円でも払おうとします。

たくさんの症例を集めて治験を行い、客観的なデータが集まってから実施するならともかく、実験的治療というべき段階でビジネス目的で患者さんにそれらを勧めるのは間違っていると思います。欧米でそういうことをすれば必ず訴訟になるでしょう。

この手のオプション治療の契約にサインすることは絶対にやめるべきです。

第 4 章

植毛の世界レベルを知っておく

今の世界標準は「フォリキュラー株」

薬物治療とともに、ＡＧＡへの有効性が科学的にも認められている手段が「植毛」（自毛植毛）などの外科治療です。今のところ、永続的にヘアサイクルをくり返すことができるのは、自毛植毛だけです。

「植毛」というと、ヘアを１本ずつ植え込んでいくイメージがあるかもしれません。でも、これは以前盛んに行われていた人工毛による方法です。合成繊維を使った人工毛は人体にとっては異物なので、いろいろと問題もあり、その使用は米国では１９８０年代から非合法になっています。

日本では禁止されてはいませんが、ヘア治療としては勧められない方法として日本皮膚科学会のガイドラインでもＤランクにされています。

序章でも説明しましたが、自毛植毛というのは、将来にわたりＡＧＡの影響を受け

ドナーの位置と移植場所

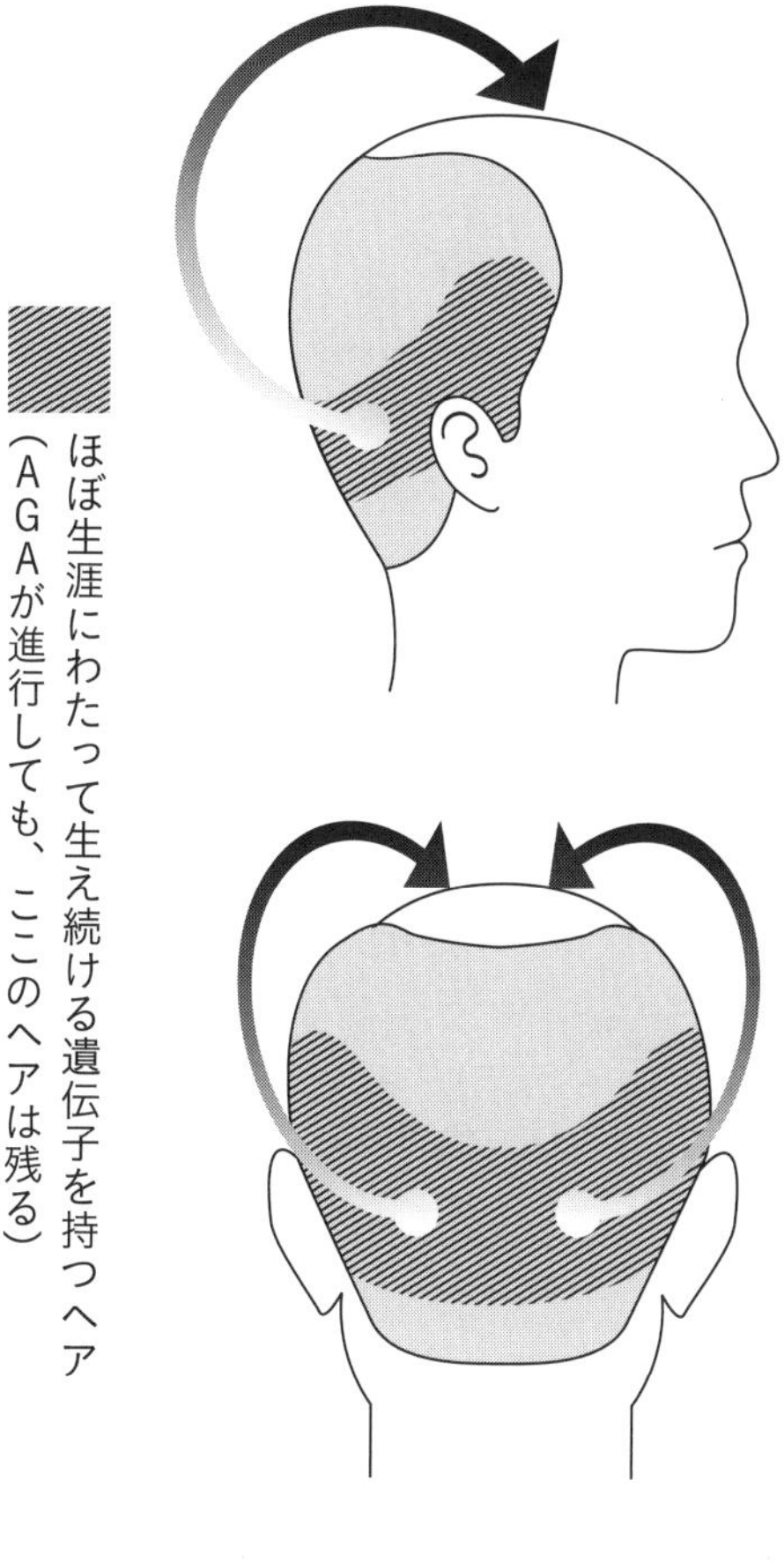
ほぼ生涯にわたって生え続ける遺伝子を持つヘア
（AGAが進行しても、ここのヘアは残る）

後頭部・側頭部の抜けにくい性質を持つヘアを、
脱毛が進んだ場所に移植する

ない安全な範囲（後頭部から側頭部にかけて）から、自分自身のヘアをドナーとして採取し、薄くなった部分に移動させて外科的に植え込む方法です（前ページ図）。

植毛の歴史は、1939年に日本の奥田医師の論文に始まり、1959年に米国のオーレントリック医師がそれをAGAに応用してから60年ほどですが、その間にいくつかの方法が試みられてきました。

1980年代までは、奥田・オーレントリック法、いわゆる「パンチ式植毛法」の時代で、これは直径3〜4㎜のパンチで直接ドナー部の頭皮からくり抜いた10本以上のヘアを含む大きな株を、そのまま無毛部分に移植する方法でした。紙に穴を開けるときに使うパンチの穴をイメージするとわかりやすいでしょう。

その大きな株の不自然さを補うため、株はより細分され、1990年代初め頃からは、マイクログラフト（1株が1〜3本）やミニグラフト（1株が4〜6本）にとって代わり、「マイクロ・ミニ植毛」の時代になりました。つまり、株はすべてサイズによって分類されていたわけです。

1990年代中頃からは、ドナー部の頭皮を帯状に切り取って、それを1個の毛包単位に顕微鏡を使って株分けをする新しい概念が提唱され、またたく間に世界の植毛医に受け入れられたのです。

1つの毛穴は下の写真のように、1～4本の太い硬毛と1～2本の産毛で構成されています。

この1つの毛穴の単位を毛包単位あるいはフォリキュラーユニットといい、植毛で植えつける移植片の1個1個の単位を「株」（グラフト）と呼んでいますが、現在の標準術式は1つの毛包単位、フォリキュラーユニットを1株にするフォリキュラー株が使われています。

仕上がりの自然さを最高レベルで達成

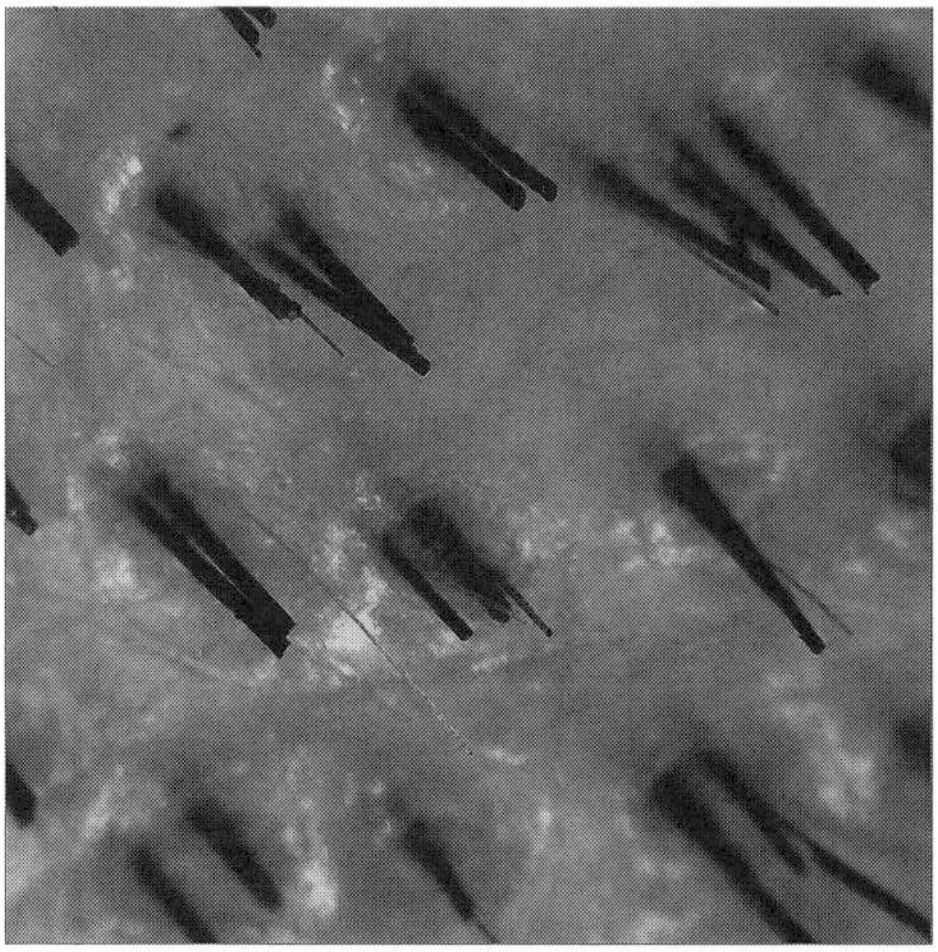

頭皮の拡大写真（5㎜×5㎜）

できるのが、このフォリキュラー株です。つまり、ヘアが生えている状態のままが株になり、植えつけられるのが理にかなっているということです。

このフォリキュラー株を使う方法が「フォリキュラー・ユニット・トランスプランテーション」(Follicular Unit Transplantation＝FUT)ですが、さらに近年は、後述するFUEも登場して、現在、植毛の世界標準はFUTとFUEになりました。

植毛の目標は十分な濃さと自然な仕上がりの2つですが、「どれだけ濃く、自然に仕上げられるか」が植毛医の腕の見せどころというわけです。

日本人のヘアは植毛に不利!?

皆さんは、ヘアの色や太さ、本数には、人種によって違いがあるということをご存知でしょうか?

白人では、いちばん濃い後頭部で1㎠に100個の毛包単位(220本のヘア)があるといわれます。金髪が最もヘア密度が高く、茶色、赤茶色がこれに続きます。そして白人のヘアは細くて柔らかく、ウェーブがかかっているのが特徴です。

一方、日本人は直毛の人が多く、色も濃くて毛が太いという特徴があります。本数も多いと思われがちですが、実際には逆に白人より少なくて、平均で1㎠に80個の毛包単位（160本のヘア）で、ヘア密度は白人の7～8割になります。

つまり、日本人のヘアの特徴は、太くてまっすぐでまばらに生えているということです。

実は、これが植毛する際は不利になります。

まず、FUTの際には、同じ株数を得るためにはより広いドナーの面積が必要になります。FUE（後述）の際には、過度のくり抜きでドナー部がよりまばらになって頭皮が透けて見えやすくなります。

日本人の太いヘアは同じ株数でも濃く見えるというメリットもありますが、反面、ウェーブがかかっている人よりも直毛のほうが地肌が透けて見えやすいので、密度が少なく見えます。

ちなみに、黒人のヘア密度は日本人と同じくらいですが、日本人は頭皮が明るい色調なので、黒髪との色のコントラストが強く、そのために白人や黒人よりも地肌が透けて見えやすいというハンデを生じます。

「FUSS」とは何を指すのか？

植毛で、帯状のドナー頭皮を毛包単位ごとに株分けする方法の総称を「Follicular Unit Strip Surgery＝FUSS」といいます。

FUTは1株中に1個の毛包が含まれますが、1株中に2個以上の毛包が含まれる大きな株を使う方法は、本来の定義からはFUTとはいえません。

つまり、FUSSは〝1個あるいは複数のフォリキュラーユニット〟に株分けする方法で、FUTは〝1個のフォリキュラーユニット、つまり厳密にフォリキュラー株〟に株分けする方法です。

ＦＵＴもＦＵＳＳの一部ではあるのですが、「ＦＵＳＳでは、ＦＵＴより大きい株も使われる」という意味で、私はこの2つを区別しています。

ホームページ上に〝ＦＵＳＳ法（ＦＵＴ法）〟と表記しているクリニックもありますが、ＦＵＳＳとＦＵＴを混同しているのか、あえて曖昧にしているのか、そのへんは定かではありません。良し悪しはともかく、医師は本当のことをきちんと説明すべきです。

そうしたクリニックは、なぜ大きな株を使うのでしょうか？

2つの毛包単位を1株に株分けすれば、同じ面積のドナー頭皮からつくられる株数は半数になるので、それだけ植えつけ作業量が少なくて済みます。

一方、同じ株数なら、大きい株のほうが濃くできると考える向きもあるようですが、大きい株は大きなスリットで植えつける必要があるので、同じ面積あたりに植えられる株数は少なくなります。

濃さは1㎠あたりにヘアを何本入れるかで決まってくるので、大きい株を使ったから濃くできるわけではありません。

日本人のヘアは太くて黒いので、大きい株を使うと違和感が出ますし、美容院や理髪店では気づかれるはずです。

植毛は3つのステップで行われる

植毛には次の3つのステップがあります（次ページ図）。

ここからは、この流れに沿って説明していきます。まず術前についてです。

「どこからドナーを採取するのか？」ということは、患者さんにとってとても重要なことですが、植毛を行っている医師でも意外に神経を払わないことが多いようです。

他院で植毛を受けた方の頭皮に、考えられないようなドナー部の傷あとを目にすることがあります。

FUTの線状の傷あとは、横方向は目立ちにくく、縦や斜めの方向だと目立ちやすいものです。

FUTとFUEの手術の流れ

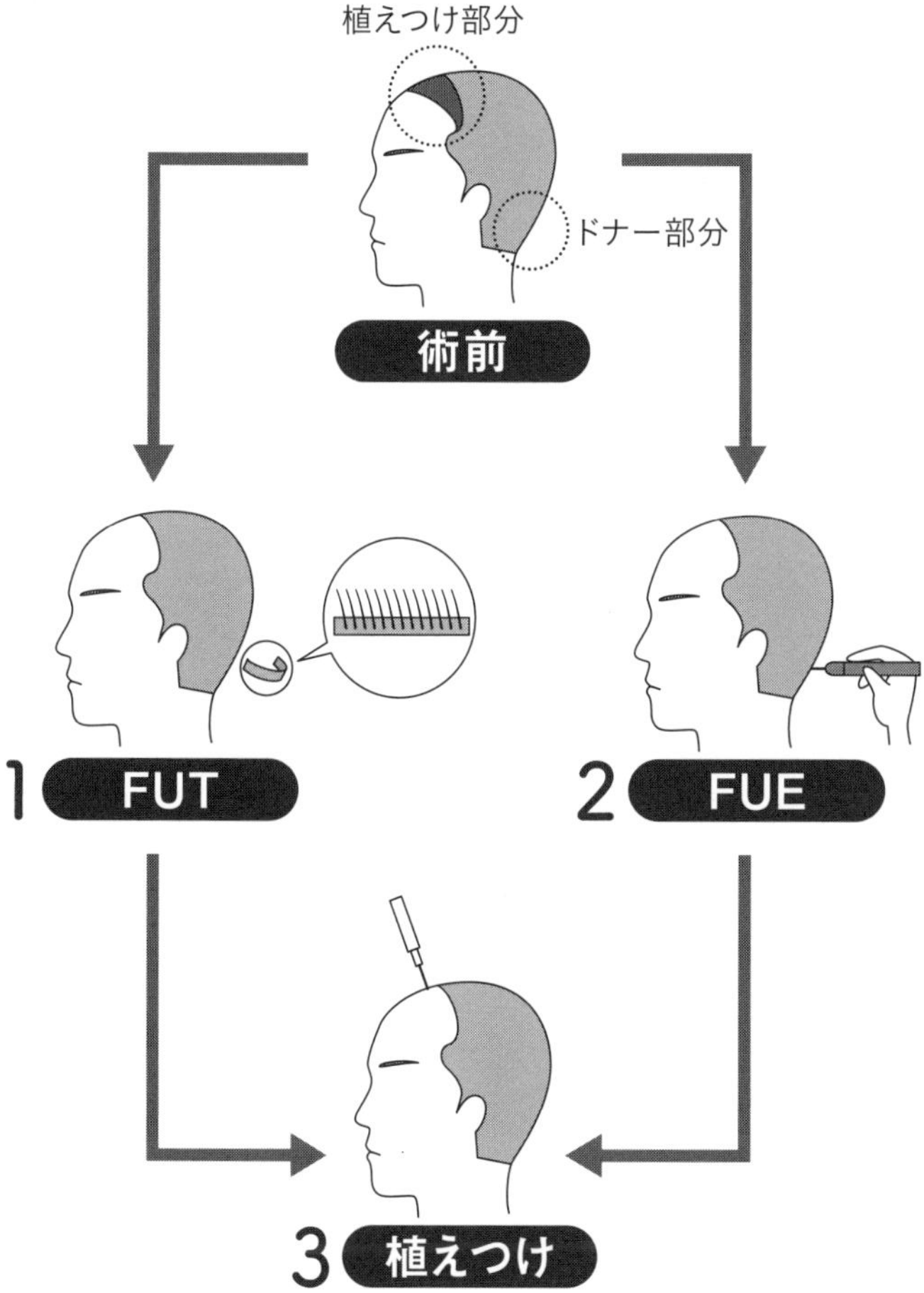

安全とされるドナー部分

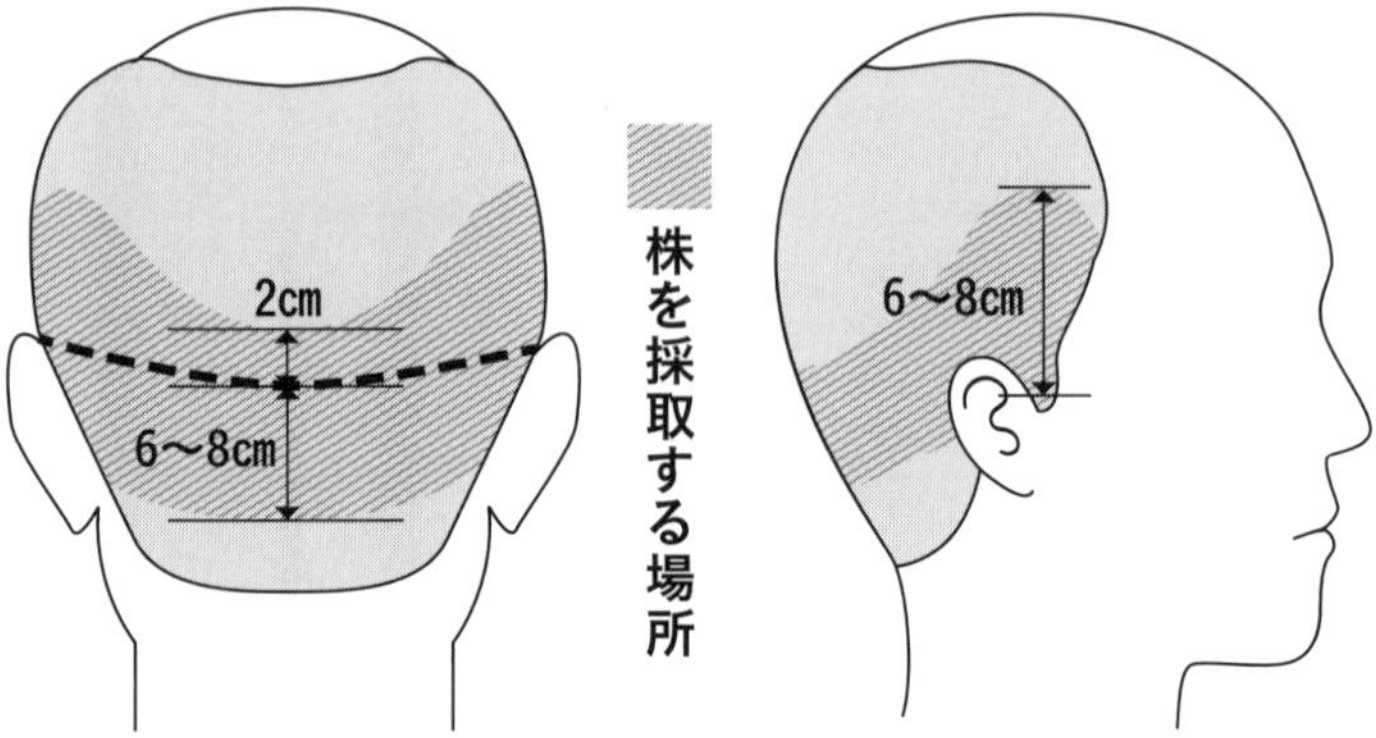

高すぎる位置から採ってしまうと、将来その範囲がＡＧＡの進行のために薄くなって、傷あとが目立ってしまう危険性があります。

逆に低すぎる位置だと、首の動きによる緊張のために、傷あとの幅が広がりやすくなります。

きれいな傷あとになりやすい〝スイートスポット〟と呼ばれるところは、後頭部真ん中の骨の出っ張り（外後頭隆起といいます）からやや上方とされています。

厳密にいうと、将来にわたって問題のない安全な範囲は、両耳の上部を曲線で結んだラインの２㎝上までです（上図）。

1 FUTによる株のつくり方

FUTでは、過不足なく植えつける予定の株数を帯状のドナー頭皮から採取しなければならないので、正確なデザインが大切になります。

ドナー部のヘア密度には個人差があり、後頭部と側頭部でも違いがあります。適当に採取していると大きな誤差が生じるので、ドナー部を短く刈り込み、マイクロスコープで数か所の密度を計測して、採取する帯の長さと幅を正確にデザインします（写真）。

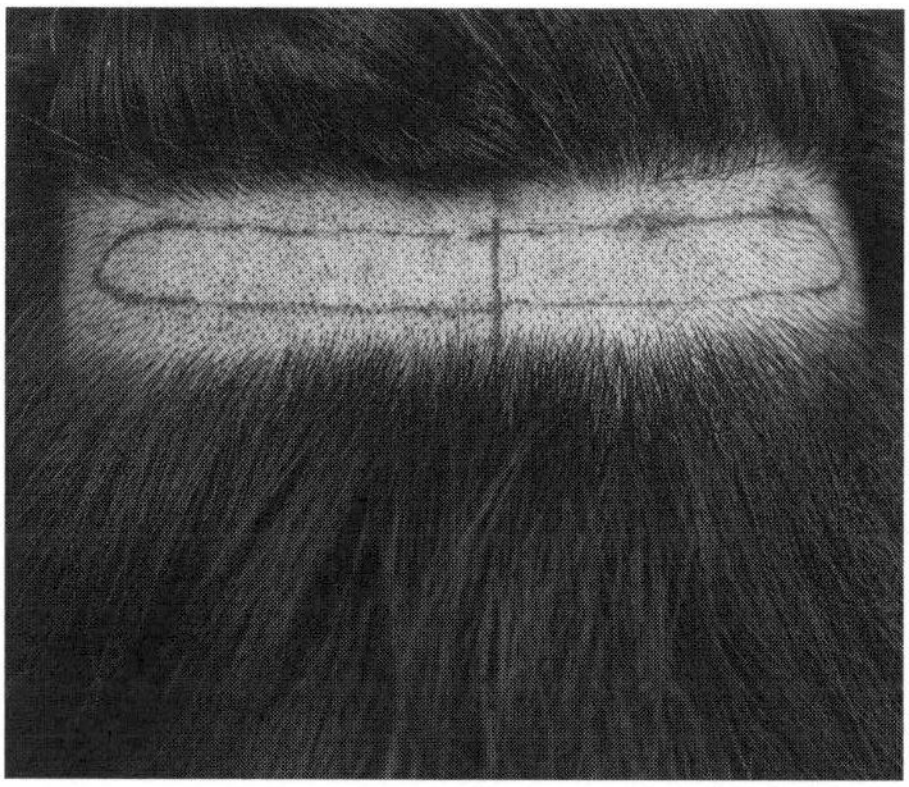

ドナーのデザイン

たとえば、ヘア密度で80毛包／㎠の人が1000株必要なら、1000÷80＝12・5㎠のドナー頭皮が必要になります。それを1㎝幅で採取すれば約13㎝の長さの傷になり、1・2㎝幅なら11㎝の傷になります。

ヘア密度がそれよりも10％少なければ、傷も10％長くなり、逆にヘア密度が10％多ければ傷は10％短くなります。

下の写真のように、密度は人によって違います。

ドナー頭皮を採取する際には、毛根の切断によるダメージを少なくするために、当院では「オープンテクニック」という方法を行います。

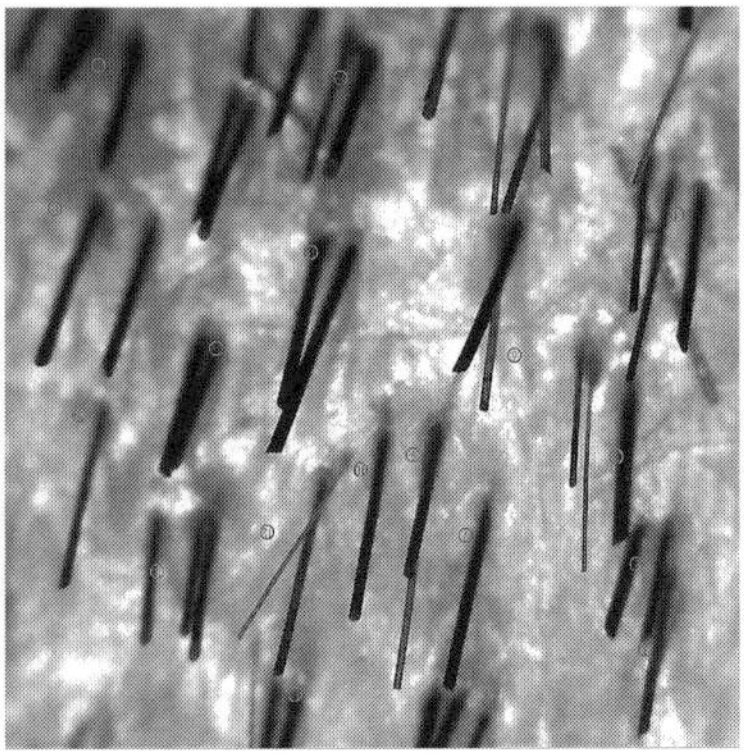

密度が高い人

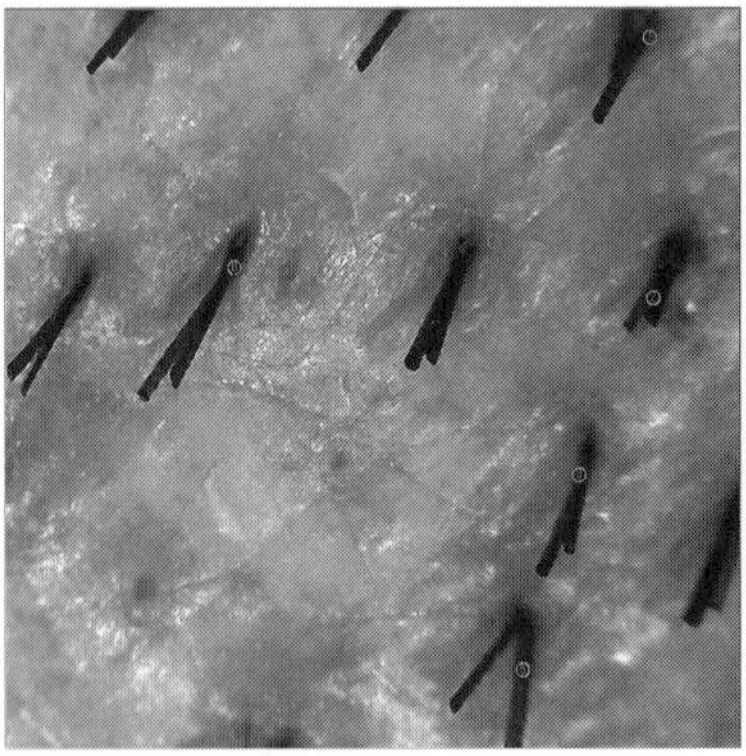

密度が低い人

これは、拡大鏡で毛根を直視して確認しながら、デザインに沿って数㎜ずつ切開していく方法で、時間はかかるものの、毛根が切断されるリスクが低くなるので、より多くの株が採れるメリットがあります。

またトリコフィティック法といって、傷の下縁の表皮を1㎜ほどカットして縫合するテクニックを用いると、傷をまたいでヘアが生えてくるために、傷がより目立たなくなるとされています（次ページ図）。

▼株分け作業

ドナー頭皮を採取して縫合が終わったら、次は株分けです。

株分けはマイクロスコープを使用し、毛包を傷つけないように慎重に作業します。この「顕微鏡を使う」という過程がFUTのひとつの特徴でもあります。

マンティス型の顕微鏡は視野が広いので、作業をしている本人だけではなく、第三者からも作業状況が確認できるという特徴があります。

株分けされたドナーは、それぞれ保存液とともにシャーレに入れられ、サーモメー

トリコフィティック法

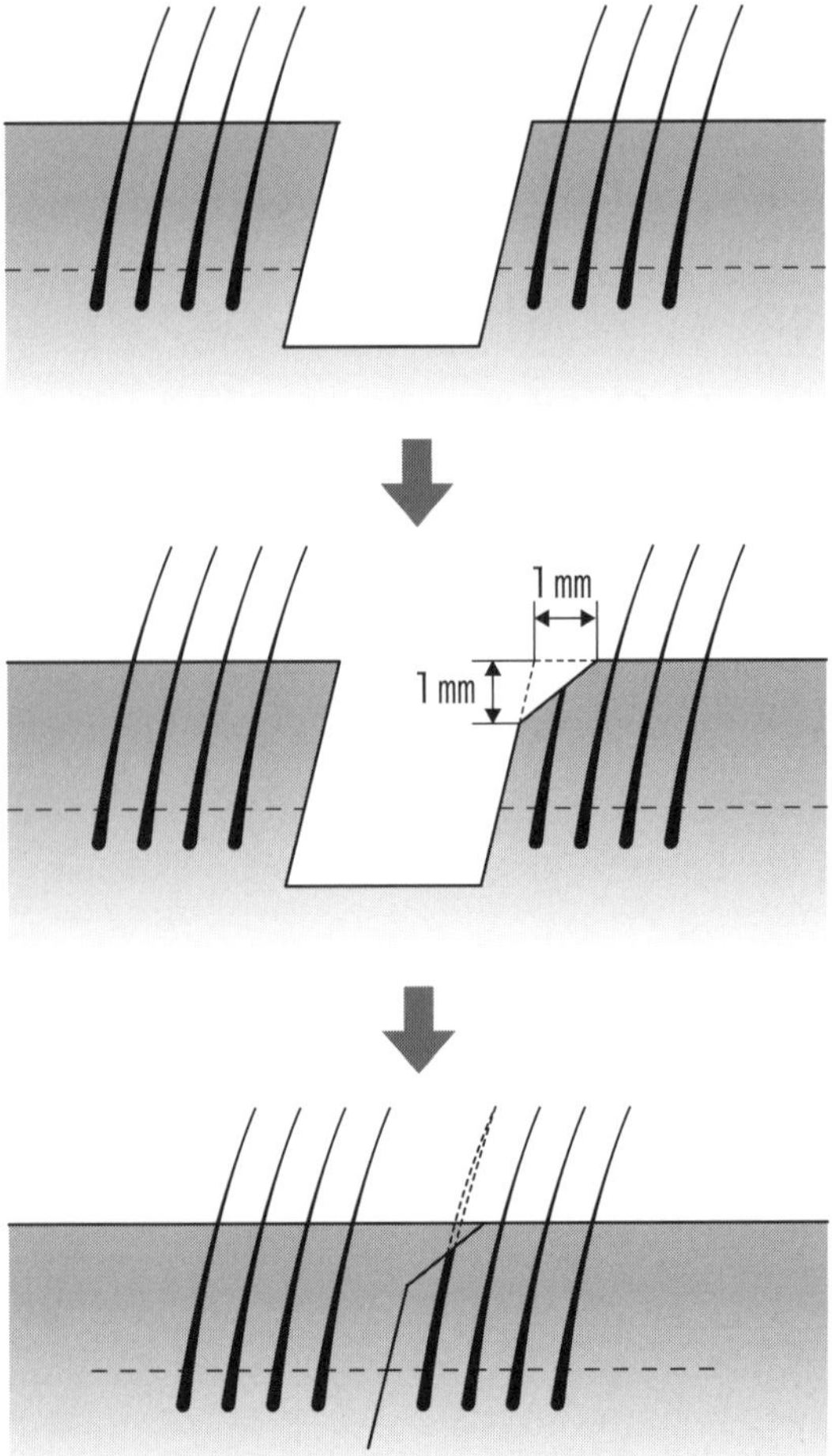

傷をまたいでヘアが生えるため、瘢痕が目立ちにくくなる。

ターで温度をモニターしながら低温の生理食塩水中に保存されます。

フォリキュラー株はとてもデリケートで、乾燥すると5分ほどで死滅してしまうので慎重に作業しなければなりません。

このとき、保存液にハイパーサーマソルやATPといわれる株の栄養素の添加が株の定着に有効だとされています。ただし今のところ、統計的な有意差は証明されていません。

定着率の芳しくないクリニックがそれを使ったとしても、良い結果を担保するものでもありません。

最後に、1本毛、2本毛、3本毛など、サイズごとに株数を集計して株分けの作業は終了です。

2　FUEによる株のつくり方

1993年に、ワキガ治療で有名だった日本の稲葉医師が、ドナー部から直接1㎜径のパンチで1本1本の移植毛をくり抜く方法を報告しました。

これにヒントを得たと思われる方法をオーストラリアのウッド医師が盛んにインターネットで喧伝したのですが、彼は具体的な内容を秘密にして公開しなかったので、多くの植毛医たちは彼に対して批判的でした。

2001年、米国のバーンスティーンやラスマン医師らがこの技術の詳細について初めて発表しました。1㎜程度の小さなパンチでフォリキュラー株を直接くり抜くという方法です（次ページ写真）。

当初はパンチ式植毛と同じ概念で、小さなパンチを使ったに過ぎないと批判も多かったのですが、線状の傷あとが残らず、低侵襲のイメージのこの方法は「Follicular

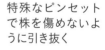

FUEによる株のつくり方

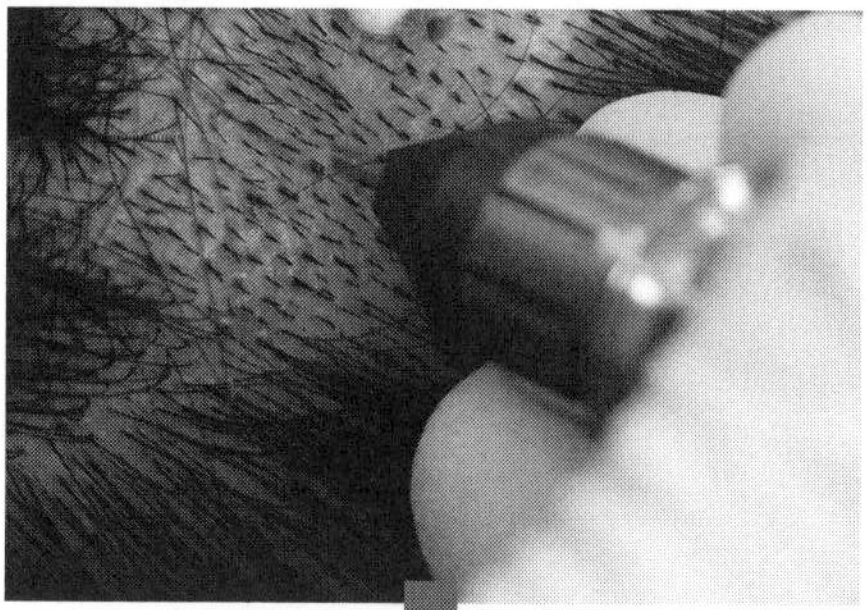

パンチで直接1つ1つの株を傷めないようにくり抜く

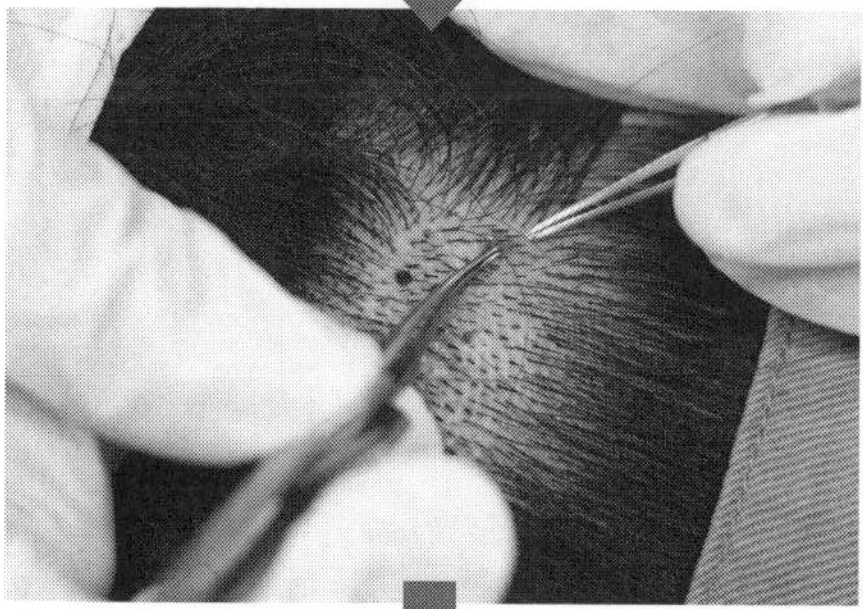

特殊なピンセットで株を傷めないように引き抜く

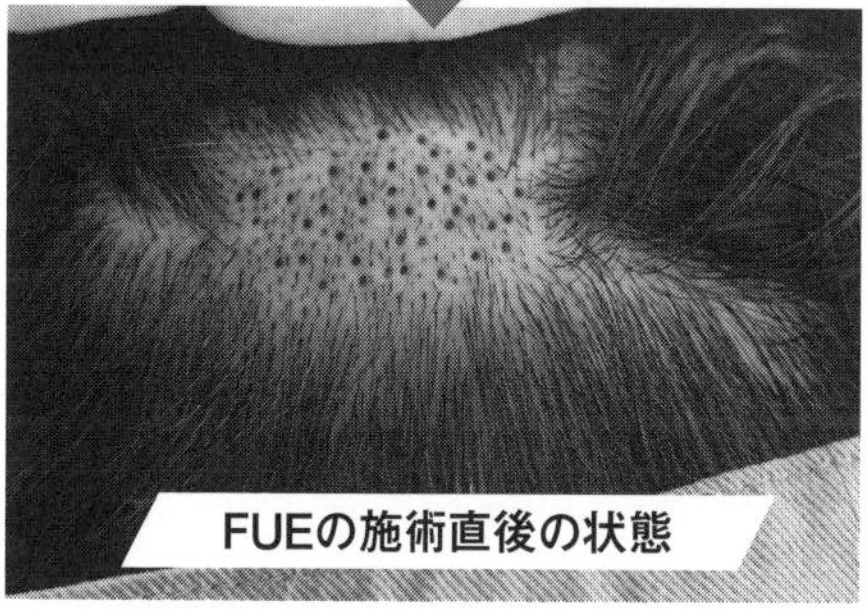

FUEの施術直後の状態

空いた穴は自然に閉じて、やがてヘアで隠れて目立たなくなる

Unit Extraction または Excision＝ＦＵＥ」と呼ばれ、熱狂的な支持を集めて、今では世界で行われる植毛の全ケースの過半数を占めるようになっています。

ＦＵＥは、使用するパンチの形状によって次の３つに分類されます。

❶ シャープなパンチを使う方法
❷ 鈍なパンチを使う方法
❸ 一部がシャープ、一部が鈍なハイブリッドパンチを使う方法

また使用する機器によっても、３つに分類されています。

❶ マニュアル法（動力を使わない方法）
❷ 電動式モーターを使用する方法
❸ 植毛ロボットを使用する方法

❷については、以前は回転する方式だけでしたが、現在は振り子運動や吸引器を組み合わせたWAWやMAMBAという器種が注目を浴びています。

こうしたさまざまな方法が植毛医の好みで用いられていますし、毎年のように新しい方式が発表され続けています。

ただ現在でも、客観的な優劣は証明されていませんし、これを用いると良い結果が得られると約束されている方法はありません。

同じケースに対しても、場合によっては複数のパンチや機器を試して使い比べる必要があると思います。

FUEが得意とするのは、次のようなケースに対してです。

- 短髪を好む男性
- 頭皮の伸び具合が悪い人
- 肥厚性瘢痕およびケロイドが心配な人
- 女性の生え際や眉などに細い移植毛を必要とする人

・ヒゲなど体毛を移植毛として利用する人
・ＦＵＴの線状瘢痕を修正したい人

また、ＦＵＥにするか、ＦＵＴにするかについては、次ページの図を参考にしてください。

どんな治療法でもそうですが、ＦＵＴとＦＵＥには各々特徴があり、施術を受ける方の希望と状態で、ケースバイケースで決まるのだと思います。

つまり、１つの方法ですべての患者さんに対応するのは適切ではなく、植毛を行う医師は、両方の技術をマスターして、ケースごとに使い分ける必要があるということです。

たとえば、１人の患者さんに対してもＦＵＴをくり返して行い、頭髪をドナーとして利用できなくなった時点で、ヒゲをＦＵＥで採取して補うなど、両方の技術を併用することも考えられるわけです。

FUTとFUEの比較

	FUT	FUE
瘢痕の形状	線状	点状
瘢痕を隠せる毛髪の長さ	1.5cm以上	FUTより短くても可
術後のダウンタイム	長い	短い
術後の疼痛	±〜+	±
施術時間	短い	長い
必要なスタッフの人数	多い	少ない
株の生着率	85〜95%	おそらくFUTより劣る
初回の最大採取株数	将来脱毛しない安全な範囲から2500〜3500	将来脱毛しない安全な範囲を逸脱したとしても2000〜2500
複数回での総採取株数	将来脱毛しない安全な範囲から5000〜7000	将来脱毛しない安全な範囲を逸脱したとしても4000〜4500

3 株の植えつけ方

植毛の最後のステップが植えつけです。

カウントした株数に合わせて、植えつける部分の頭皮に針やブレードを使うスリット法や小さなパンチを使うマイクロホール法で、株を入れる隙間や小さなパンチ穴をつくって、そこに単一植毛針や特殊なピンセットを使って1株ずつ植えていきますが、いずれの方法でも株の定着率に差はありません（次ページ図）。

客観的な優劣が証明されているとしたら、すべての医師がいちばん良い方法を選ぶはずですが、医師の好みでいろいろな植えつけ方法があるのは、そのためです。

この作業では拡大鏡を用いて、適切な深さに植え込む必要があります。

浅すぎると株が脱落しやすくなり、逆に深すぎるとピットスカーをつくってしまいます。ピットスカーというのは植毛手術後に起こる合併症のひとつで、植えられた株

株の植えつけ

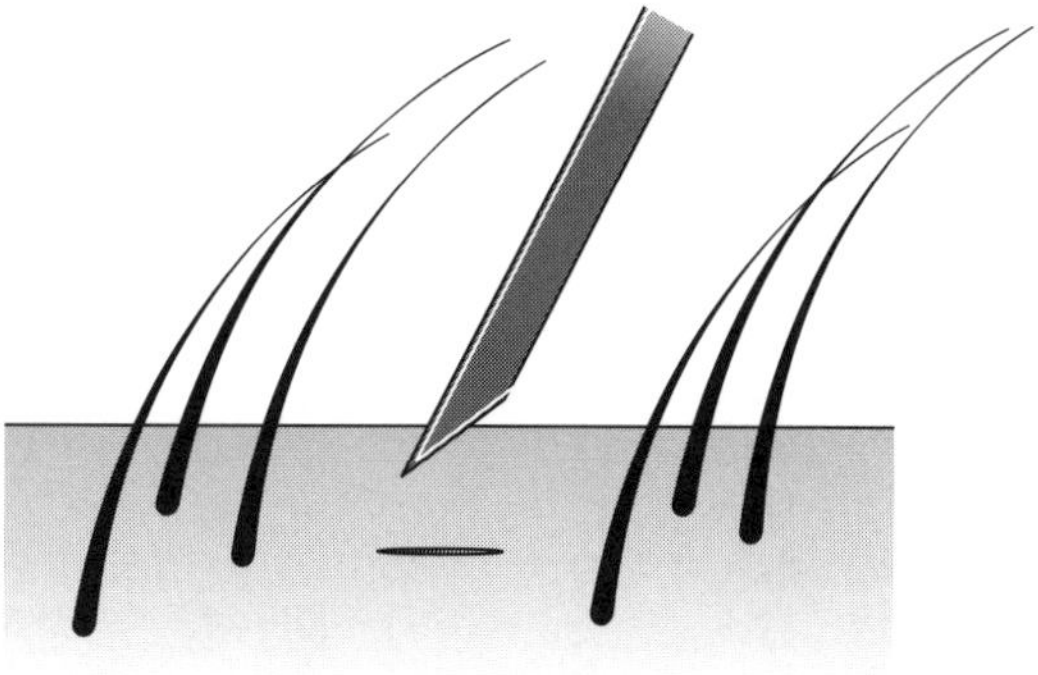

スリットを入れる

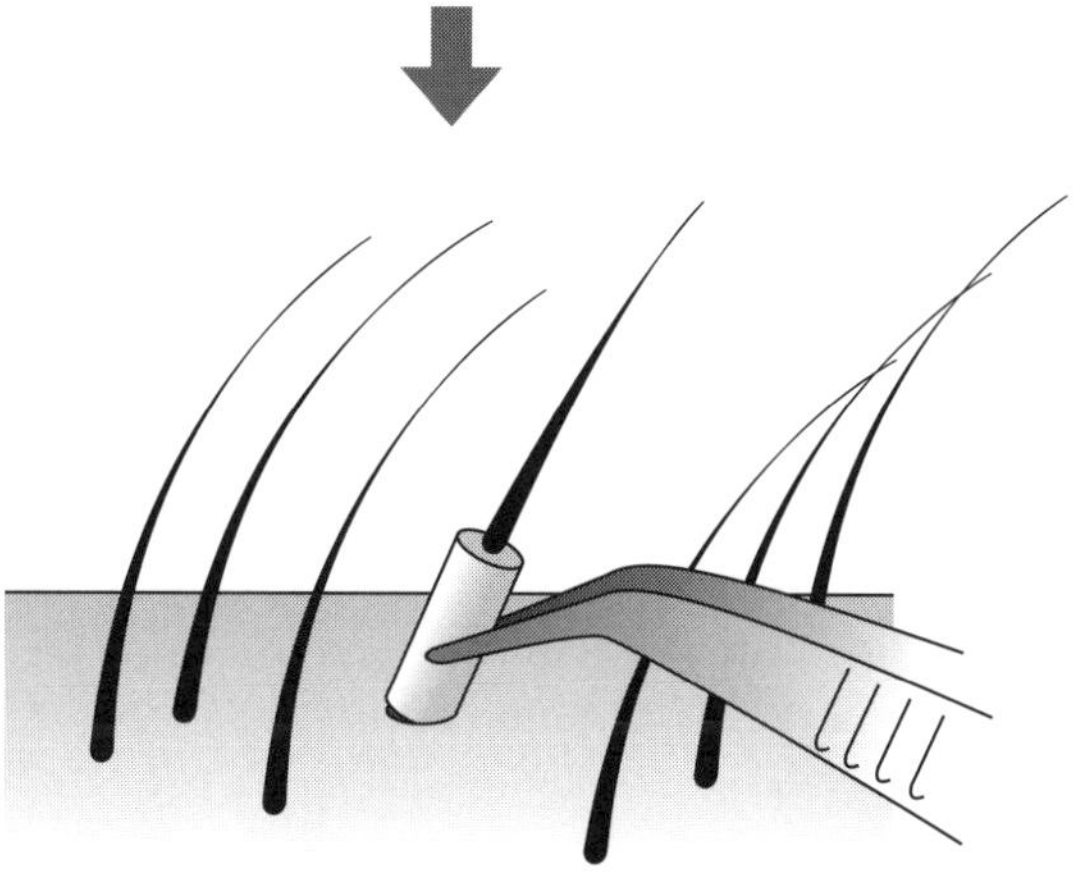

株を植えつける

の根元が頭皮表面から陥没し、凹状態に見えてしまうものです。

また、生え際への植えつけの場合には、手前から1本毛、2本毛、3本毛の株といった具合にグラデーションをつけて植えていき、また直線的に植え込まず、少し不規則にします。これらが自然に見えるポイントです。

毛流や頭皮との角度も重要です。

毛の向きは、ヘアラインは前向きに45度ぐらいで、こめかみでは皮膚に沿って生えているので、スリットもそのようにつくります。また、ツムジには放射状に広がる毛流をつくっていきます。

植えつけ作業は非常に微妙なテクニックが要求され、植毛医だけでなく、スタッフの技量と経験がものをいいます。

ホームページ上では株の採取方法が注目されやすいのですが、植毛の仕上がりを決定するといってよいのが、この作業です。

第 5 章

よくある
植毛の質問に答える

いつ・どれくらい発毛するのか？

「発毛率は95％以上」と説明するクリニックもありますが、私の実感としては、85～95％の範囲内で、平均は90％くらいではないかと思います。

従来から、担当医に落ち度はないと思っても、発毛率がそれよりはるかに低い原因不明のケースが1～2％あるとされていて、オーストラリアのシール医師はそれを「Xファクター」と名づけています。

一方、米国のグレコはその原因を「H（ヒューマン）ファクター」、つまりそれはあくまで手術した側の技術によるものとしています。

いずれにしても、発毛率はそれぞれの患者さんで違うことは、あらかじめ覚えておいてください。

では、術後はいったいどのくらいでヘアが生えてくるのでしょうか？　これは施術を受けた患者さんにとって、とても気になるところだと思います。

一般的に、植毛したヘアはしばらくの間、少し伸びたように見えますが、多くは1~2か月以内にいったん抜けてしまいます。これは移植したヘアが100日ほどの休止期に入るためで、自然な経過です。

なぜ一度抜けてしまうのかについては、残念ながら詳しいメカニズムは解明されていません。毛根組織は周囲から切り離された状態になると、休止期になるようにプログラムされているとしかいえません。

こうしたヘアは、初めは新芽のように細くて弱々しいので、注意して見ないと見落としてしまうかもしれません。

発毛は3か月後くらいから認められて、6か月後くらいに完了します。最初は軽くウェーブのかかった産毛ですが、術後1年半までにはドナー本来の太さになっていきます。

通常では、植毛の最終的な仕上がりを判定できるのは10か月以降ということになるでしょう。

FUTとFUEの結果はどう違うか？

4年前にロサンゼルスのラスマン医師のクリニックを訪れ、カウンセリングの場に立ち会ったことがありましたが、そのとき、ラスマン医師はこんなことをいっていました。

「FUTを10人に行えば10人とも予想通りの結果だが、FUEは10人に行えば8人は予想通りで、残りの2人がイマイチの結果になるかもしれない」

FUEのパイオニアである彼のその言葉は、とても意外でした。

FUTは、顕微鏡を使って毛根を確認しながらの株分けが可能ですが、FUEは株を抜いてしまうまで株の状態がわかりません。そのため、「FUEとFUTはまったく同じか？」に関しては微妙な問題でした。

またFUTでは、毛包周囲の脂肪組織を残したシャビー株（太っちょ株）をつくる

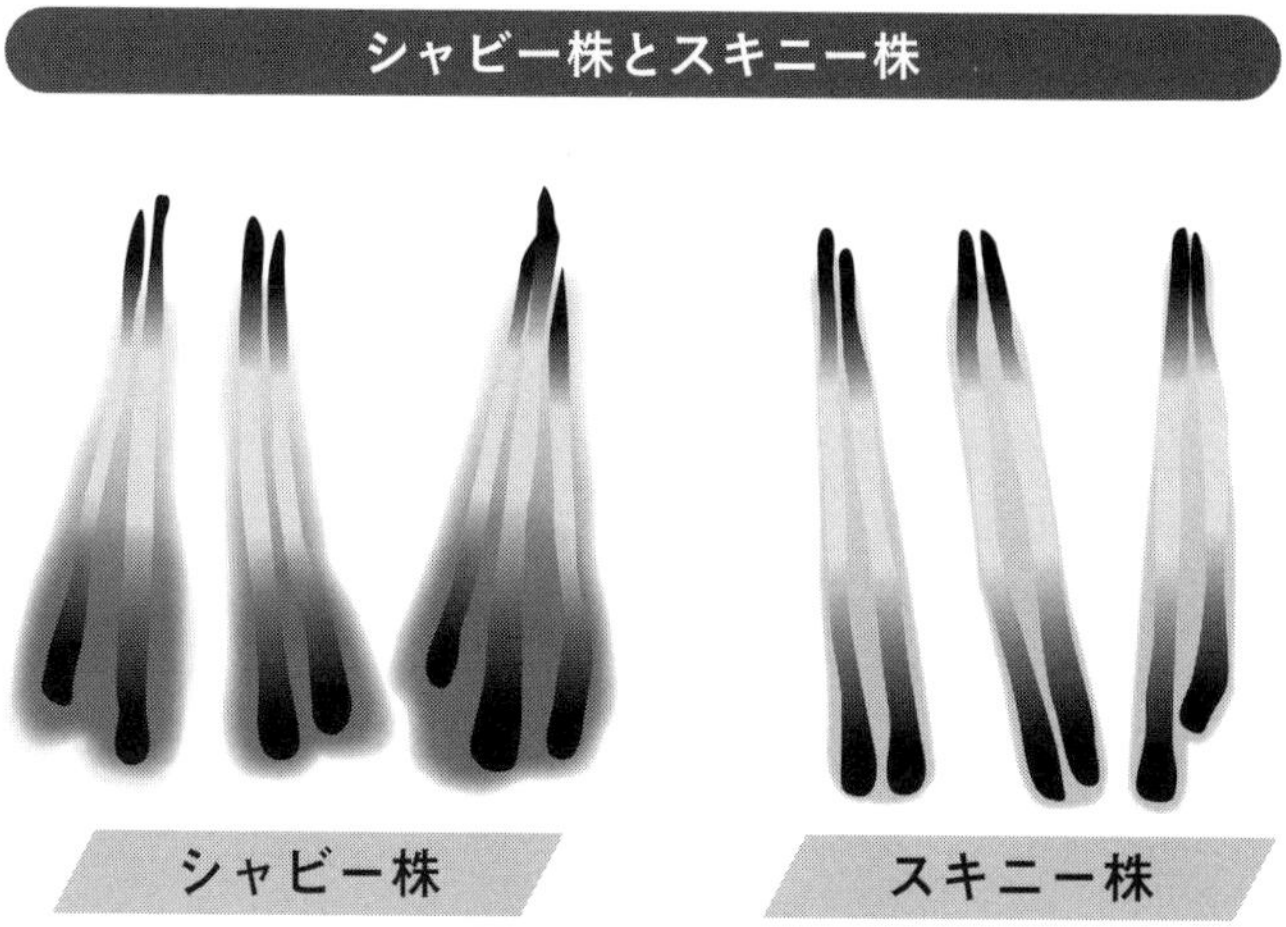

ことが可能ですが、ＦＵＥでは小さな径のパンチで株をくり抜くので、どうしても細いスキニー株（やせっぽち株）になります（上図）。

以前のシャビー株とスキニー株の発毛率の比較実験では、いつもシャビー株に軍配が上がるため、ＦＵＥのほうが発毛率が低いとされてきましたが、最近はＦＵＥで用いるパンチや新しい機器の技術革新によって、ほとんど同じという報告が多くなっています。

現時点では、ＦＵＥとＦＵＴとの発毛率の差は、ほぼ解消したといってもいいと思います。

もうひとつ、株の採取時の毛根切断についてですが、最近の報告ではＦＵＴの毛根切断率は平均５％以下で２〜３％も可能なのに対して、ＦＵＥのそれは現在のところ６％、ノンシェーブＦＵＥ（後述）で８％というデータもあり、今でもＦＵＴに軍配は上がりますが、これもＦＵＥの技術進歩によって限りなくＦＵＴに近づいていると思われます。

ドナー採取の限界はどこか？

植毛はナンバーゲームであり、数がものをいう世界です。

ここでいうゲームとは〝遊び〟という意味ではなく、〝競技〟とか〝勝負〟という意味です。

植毛技術は近年、目覚ましく進歩していて、そのひとつが１度に２５００株以上採る「メガセッション（Megasession）」（多量植毛術）です。

植毛を受ける方にとってのメガセッションのメリットは、次のようなことです。

・広い薄毛に対応できる
・植毛回数を減らすことができ、治療期間を短縮できる
・ドナー部の傷が比較的良好である
・毛根切断のリスクが少なくなる

「1回の施術で最大何株まで植えることができるのですか?」というのは、植毛を考えている人たちから最もよく聞かれる質問です。

何株採れるかはその人のヘア密度と頭皮の状態によりますが、ドナー部のヘア密度が低く、頭皮の伸び具合が悪いとしても、ほとんどの場合、2500株は可能だと思います。

欧米では一度に4000株を採取するクリニックもあり、このような株数の植毛は「ギガセッション(Gigasession)」と呼ばれています。

しかし、これは1㎠に平均100毛包（220本）生えている白人だからこそ可能な数字です。

日本人のヘア密度は白人の70〜80％ですから、白人に比べると採取できる株数は圧倒的に少なく、1回に3500株以上は厳しいでしょう。

また、メガセッションでは頭皮の良好な伸び具合が必要ですが、日本人の頭皮は概して白人よりも厚く硬いので、この点でも不利になるかもしれません。

通常、初回に採れる最大株数は2500〜3000株といったところです。

また、「施術を数回行って合計で何株採れますか？」というのも、患者さんからよく寄せられる質問です。

もちろん、これも個人差がありますが、一般的にはFUTでは数回の施術で合計5000〜7000株だとされています。

植毛の原則は将来ずっと抜けない、つまりAGAの影響を受けない安全な範囲からのヘアを使います。その範囲から採取可能な移植毛の本数を考えると、だいたいこのくらいになるのです。

ちなみに、当院での最高記録の株数は約1万株でした。

一方、FUEでは1回の最大株数は2000〜2500株、数回の施術の総数は4000〜4500株ですが、2000株以上の採取では、例外なく安全な範囲より上すぎる範囲からも採取しなければなりません（108ページ図参照）。

したがって、私はメガセッションを必要とするケースでは、原則としてFUTを提案しています。

どれくらいの濃さを達成できるか？

メガセッションは一度に多くの株数を広い面積に植えつける手法ですが、大きな目標は〝濃さ〟の追求です。

従来の概念では、濃さのゴールはドナー部でいちばん濃い後頭部中央のヘア密度の50％以上の達成だといわれていました。

それを1回の植毛で達成することを「ワンパス（one pass）」といい、今でも世界中でその試みがなされていますが、高密度の植えつけによる発毛率の低下のリスクについては賛否両論があります。

植毛を受ける人にとっては、1回の植毛で満足できることが理想であり、患者さんが「1回で終了」「1回でなるべく濃くする」ということを希望するのは当然のことといえます。

そのための高密度の植えつけを「デンスパッキング（dense packing）」といいますが、ワンパスの提唱者であるシーガー医師によるデンスパッキングの定義は、当時35毛包／㎠以上とされていました。

ただし、デンスパッキングでは同じ範囲に対して多くの株数を植え込むことになるので、広い範囲に対応することが難しくなるという問題が生じます。

植毛は何回必要か?

ＡＧＡは、必ず進行することを前提にして治療を考えなければなりません。川の流れと同じで、進行スピードは人によって違っても、ＡＧＡは必ず進み、止まることはありません。

したがって、1回の植毛で満足する結果が得られたとしても、その他の範囲の薄毛が進行する可能性があり、将来のこともいろいろ考えて治療方針を決めるべきです。

植毛は1回では済まないことが多いということは、考えておいたほうがいいと思います。

植毛を複数回受けなければならなくなる事態は以下の3つです。

1つめはＡＧＡが進行して別の範囲が薄くなった場合、2つめは初回の施術で十分な密度が得られなかった場合、3つめは薄毛の範囲が広すぎて、初回で採れる株数では対応できず、２回目に残りの範囲に行うケースです。

原則的には2回目も1回目と同じクリニックを選ぶことをお勧めしますが、１回目に到底合格点が得られないとしたら、当然、他のクリニックでの手術を考えることになります。

２回目の植毛を考える場合、初回とは別の範囲に植えつけるのであれば６か月以降、同じ範囲に行うなら最短でも８か月後、できれば10か月後が目安になります。

自分が受けた手術はどう採点するか？

採点のポイントは４つあります。

1 発毛率

発毛率は85～95％の範囲内で平均は90％です。

個人差もありますが、合格ラインは75%だと考えています。

2 株の大きさ

株のサイズの大小は仕上がりの良さと関係します。植えたヘアの総本数を株数で割った数字が1・8〜2・0なら合格だといえるでしょう。「株数÷移植本数」が2・5を超えるような大きな株や、逆に1・5以下は避けるべきです。2本毛を2つの1本毛に細分するなどして、費用を水増しするクリニックもあるからです。

フォリキュラー株は1〜3本ですから、サイズ別の株数をきちんと尋ねるべきで、この数字を曖昧にするクリニックはパスするほうが無難です。

3 植えつけ密度

植えつけ密度が少ないと、まばらな感じになってしまいます。植えつけ密度は単位面積あたりの移植株数で考えます。

30株／㎠以下の植えつけでは、多くは不満が残るとされています。

4 株数

1回に植毛する総本数または総株数は、術後のボリューム感を左右します。

AGAの薄毛の範囲が広い場合、株数が少ないと変わりばえしないと感じられるでしょう。

クラスⅣ～Ⅵで、メガセッションを行わないクリニックは、どうしても施術回数が増えてしまいます。

植毛後にAGAが進行したらどうするか？

植毛でいちばん多いケースは、M字型の生え際です。

最初は前髪が薄くなってきていると感じはじめ、やがて額の両サイドの剃り込み部分が徐々に後退していきます。

このM字型の薄毛で、進行に応じて植毛を行う場合の例を挙げて説明しましょう。

まず第1段階としては、生え際のM型の部分に植毛を行います。

しかし、AGAの進行性によって、植毛した範囲の後方が薄くなっていく事態が当然あります。

この場合には、1回目の範囲の後ろ側に株を追加して、生え際のボリュームを増やします。

もしもツムジまで薄毛が進んだ場合には、ドナー部の状態が許せば、そこにも植えつけることが可能ですが、それを行えない場合でも、生え際からツムジまでの前半分だけに植毛を追加して濃くする方法もあります（次ページ図）。そうするとツムジだけが薄いクラスⅢの状態になります。

むしろ問題になるのは、ツムジから始まる薄毛のケースです。

AGAの進行によって、植毛した範囲の周囲がドーナツ状に薄くなると不自然になり、追加の植毛を行っても、またその周囲が薄くなるかもしれませんし、どこまでそ

植毛後の薄毛への対応

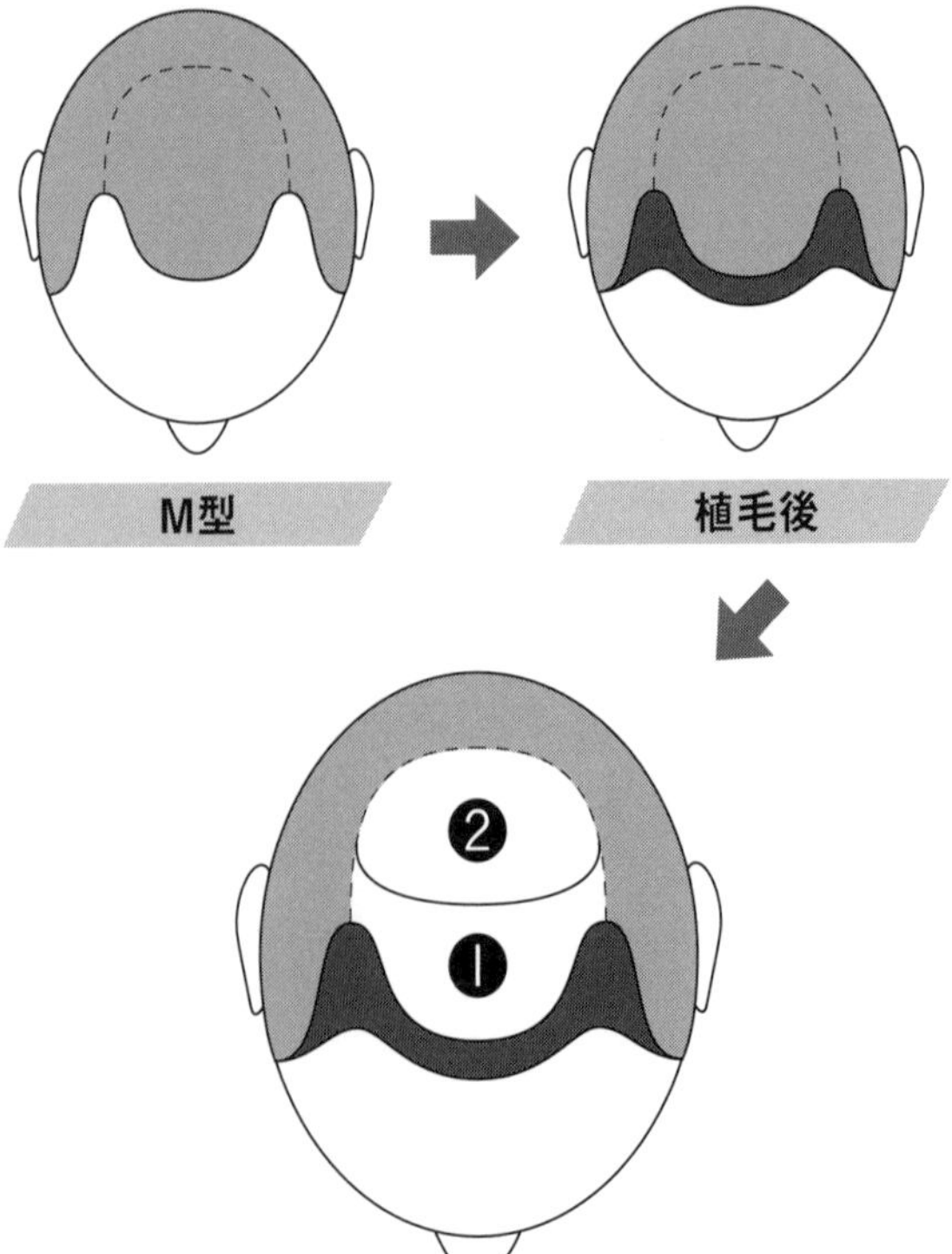

❶だけに植毛を追加してツムジの薄毛のパターンにする
❷にも植毛を追加する

れが進むか、何回植毛をくり返せばよいのかも予想できません。

ツムジへの植毛では薬物治療の併用が絶対に必要だと考えるべきです。

移植毛は永久に生え続けるのか？

植毛は、「移植されたヘアは植えつけた場所でもドナー部と同じ性質を持ち続ける」というドナードミナンスの原理で行われています。

医学書にも「ＡＧＡの影響を受けずに生涯にわたって生え続ける範囲から採った移植毛は、薄毛の範囲に植えつけられても生え続ける」と表現されてきました。

移植毛が抜ける代表的な原因は以下のものです。

- 将来AGAにならない範囲を逸脱して株が採られた場合
- 50歳代後半以降に起こる老人性疎毛状態

・ある種の皮膚疾患による脱毛

私はこの分野に関わってきた30年間に、これに当てはまらない不明のケースを数例経験しています。海外の多くのベテラン植毛医も同じようなケースがあったとのことでした。

「小さなフォリキュラー株を使う方法は、株をつくる過程で毛包の付属器官にダメージを生じるリスクのために寿命が短くなるのではないか？」などの推測もなされているのですが、真偽のほどは不明です。

ドナードミナンスを裏切るケースは非常にまれだが存在するので、医学書で「移植毛が永久に生え続ける」という表現は適切ではないというのが私の結論です。植毛は新しい分野でまだまだ解明されていないことが多々あるということです。

ドナー部の傷あとはどうなるか？

ＦＵＴはＦＵＥよりも1回で採れる株数が多く、また数回くり返した場合の総株数も多いのですが、受ける方はドナー部の線状の傷あとのことが心配です。

多くの場合、その傷幅は1～2㎜と目立ちませんが、残念ながら、どんなに工夫してもすべての方にきれいな傷あとを約束できないのがＦＵＴの欠点です。

ごくまれな頻度ですが、体質によって、ケロイドや肥厚性瘢痕という状態になる可能性があり、5％ほどの頻度で傷あとの幅が3㎜程度に広がることがあるといわれています。

とくに、20歳初めの若い方で頭皮の伸び具合がとても良い方は要注意です。

一方、ＦＵＥの最大のメリットは「ドナー部に線の傷ができない」という点です。

その代わり、無数の虫食い状の白い斑点の傷あとが残り、斑点の大きさは使用するパンチの直径の2倍になります。

白人に使われるパンチは0・9㎜径程度が多く、斑点は目立ちにくいのですが、太いヘアの日本人には1㎜径より小さなパンチは使いにくく、点状の瘢痕がより目立つリスクは白人に比べて高いといえます。

もうひとつ問題になるのは、毛包をくり抜く密度を過度にしないことです。くり抜きは毛包の25％以下にすることが大切で、30％以上のくり抜きをすると、たった1度の施術でもドナー部全体のヘアがまばらになってしまいます。

日本人はもともとヘア密度が低いので、とくに注意が必要です。

どういうケースだと植毛を勧めないのか？

植毛でいちばん大切なことは、本人がどうなりたいかという希望と、実際に達成される結果とのギャップをなるべくなくすことです。

植毛をして患者さんが納得できる結果が得られるようなら施術を勧めますし、それが難しいということであれば「やめたほうがいい」と率直にアドバイスします。

植毛を選ぶにしても、薬物治療の結果を見て、植毛をすれば客観的に十分な発毛が得られるかどうかを判断する必要があります。

AGAはヘア密度が減ったからではなく、ヘアが細くなるために薄く見えるわけです。細くなっているところを太い毛で置き換えられれば濃く見えますが、もともとある毛包数以上に増やすことはできません。

また、植毛を受けてしまえば、必ずドナー部に傷ができますし、ショックロスによって既存毛が無事でいられるかもわかりません。明らかに濃くなるという確信がない限りは手術をしないほうがいいと思います。

私が積極的に植毛を勧めないのは次のようなケースです。

▼未成年

未成年は概して将来の脱毛に対する不安が大きく、情緒不安定になる傾向もあります。またＡＧＡの進行の程度も予測できないので、23〜25歳までは、できたら薬物治療で様子を見たほうがいいように思います。

▼ドナー部に問題がある人

極端にドナー部のヘアが細い人、ヘア密度が低い人、ＦＵＴの場合はドナー頭皮の伸び具合が極端に悪い人は効果が得られにくく、採取可能な株数が少ないので勧めません。

▼結果への期待度が高い人・結果とのギャップが大きいと予想される人

ＡＧＡのクラスⅦの方が薄毛の範囲全体を濃くしてほしいと考えても、ドナーが足りないので難しいと思います。

採取できる株数には限界があります。植毛というのは基本的に毛包の1対1の移動です。現在のところ、1を2に増やすことはできません。

▼ヘアラインを極端に下げたい人

年をとるにつれて、額は広くなります。若い年齢で生え際を下げすぎると、狭い額の不自然な顔立ちになってしまいます。

育毛レーザーにどれほど効果があるか？

レーザー治療は出力を使い分けることで、さまざまな用途に使われます。レーザーでの薄毛治療には「低出力レーザー」と呼ばれるものが使われます。

専用の機器で頭皮にレーザーを照射するのですが、1週間に2回、30分程度照射することで効果が得られるといわれています。

育毛レーザーは多くの皮膚科医からも支持されていて、主に植毛の手術をした後のメンテナンスに使われています。最近は国際的な毛髪関連の学会でも多くの報告がなされています。

家庭用の機種もあり、帽子型やヘアブラシ型など、いろいろなタイプがありますが、某レーザーの製造元のCEOで有名植毛医でもある友人に実際の効果を尋ねたところ、「植毛後のメンテナンスには有効だが、発毛効果については神のみぞ知る」というのが正直な回答でした。

一方、気鋭の某植毛医は「レーザーの効果はミノキシジル2%の外用と同じか、それ以下」ともいっています。

現在、増毛・発毛効果についての科学的根拠はありませんが、この方法は副作用がほとんどありません。

とくに薬を使用できない、あるいは希望しない方には考慮してもよい方法ではないかと思います。

再生医療によるヘア治療はどうか？

毛髪培養など、まだ研究段階とはいえ、将来有望な再生医療がマスコミを賑わしていますが、ここでは触れません。

効果があるのではと期待されていて、現実に試みられている代表的なものが「多血小板血漿療法（PRP＝Platelet Rich Plasma）」です。

PRP療法は、傷んだ細胞・組織の機能を修復することを目的とした再生医療の一種で、肘や膝関節などの怪我の多いスポーツ業界や肌治療の分野で導入が進んでいる治療法です。

私たちの体では、体が傷ついて血管が損傷されると、その部分に血小板が集まってきますが、そのときに血小板由来の成長因子などのいろいろな物質が放出されて、傷を治します。

これらの物質の作用を利用して、成長因子を頭皮内に集中的に投与することで、頭皮に刺激を与えて組織を再生し、発育不全の毛根に対して育毛を目指すわけです。

自分自身の血液から多血小板血漿という成分を抽出し、頭皮に注入しますが、治療の間隔は通常2~3か月に1度で、これを1~3回行います。

メソテラピーやHARG療法などと違い、PRP療法については数多くの論文が発表されています。男性型脱毛症、女性型脱毛症のいずれにも効果が認められたとされていますが、一方で否定的な意見があり、科学的根拠はまだ十分ではありません。また、その手技も統一されていません。

PRP療法は厚生労働省に再生医療を行うための申請をしなければならず、その手続きが煩雑です。効果がある程度証明されれば、多くの植毛専門医も導入を考えると思います。

PRP療法と似た手技の「自己脂肪細胞由来の幹細胞の頭皮注入療法」も試みられています。

「幹細胞」というのは、私たちの体をつくるさまざまな細胞に分化する能力（多分化能）と、自分とまったく同じ能力を持った細胞に分裂することができるという能力（自己複製能）の2つを持った細胞です。

毛包の根元の部位には、「毛包幹細胞」があり、細胞分裂をすることでヘアが生えてきます。ところが、毛包幹細胞の働きが悪くなって休眠してしまうと、ヘアサイクルの異常が起こります。

そこで、患者さん自身のお腹などから皮下脂肪を吸引して脂肪細胞を採り、そこに存在する幹細胞を頭皮に直接注入して、毛包幹細胞を活性化させることで再生を試みるわけです。

ただし、自己脂肪細胞由来幹細胞の頭皮注入は、ＡＧＡに対してどの程度の効果があるのかはよくわかっていません。ＰＲＰ療法をやっている医師からも批判が出ている方法ですが、この治療法も厚生労働省に申請して認められなければ行うことはできません。

今話題の「ＳＭＰ」とは何か？

植毛の課題は、採れる株数が有限だということと、ドナー部に傷が残るということです。

そして、ここまで説明してきたＦＵＴ、ＦＵＥとともに新しい治療法として登場したのが「ＳＭＰ（Scalp micropigmentation）」です。

ＳＭＰとはアートメイクの一種で、皮膚の浅いところにいろいろな濃さに希釈した黒いインクを調節して注入し、頭皮に細かい黒い点（マイクロドット）を描き込んでいって、ヘアと頭皮の色調のコントラストを弱める技術です（次ページ写真）。

タトゥーの一種ではありますが、入れ墨よりも針の刺入が浅く、１㎜径のマイクロドットを約１㎜間隔でつくり、もともとの毛包単位の分布を忠実に再現します。

ＳＭＰが初めて報告されたのは、２００１年のことでした。

SMP術前・術後

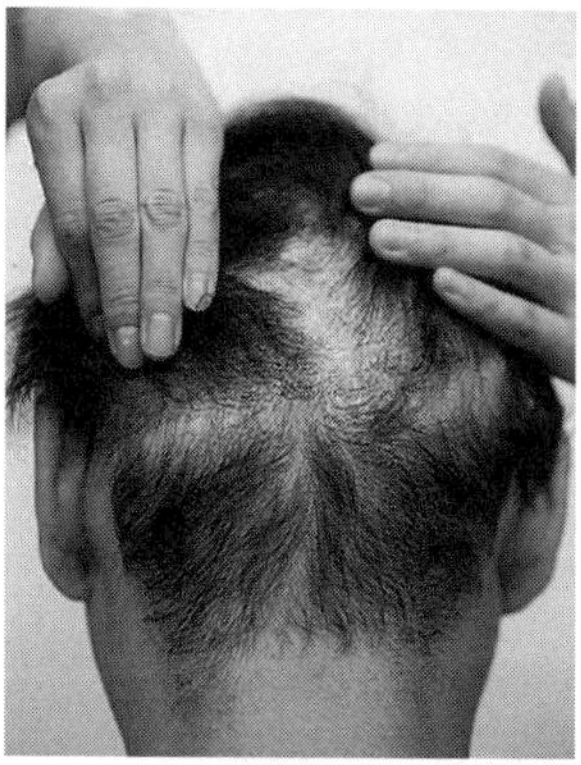

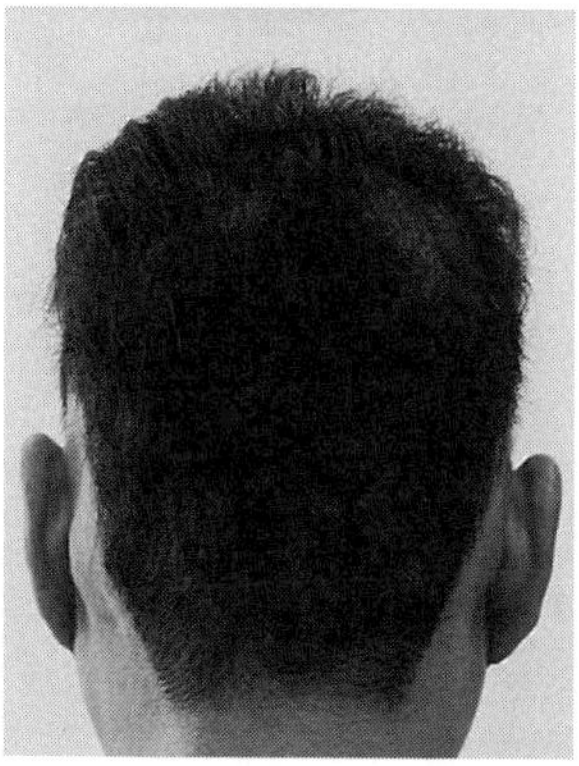

米国カリフォルニア州サクラメントのトラクイナ医師が、エステティシャンが行っていたアートメイクにヒントを得て、頭部の傷あとに対して行ったのですが、10年後にロサンゼルスのラスマン医師らがその手技の詳細を書籍や論文で紹介し、「ＳＭＰ」と命名しました。

私は１９９１年、植毛の研修を受けた際に、そのクリニックでトラクイナ医師と出会ったという偶然もあり、またラスマン医師とも以前から親しかったため、ＮＨＩ(New Hair Institute)で直接ＳＭＰの手技の指導を受けることができました。

ＳＭＰの大きなメリットは、施術後すぐに結果がわかることですが、ドナーも必要なく、手術の〝怖さ〟がないなどの魅力があるため、海外ではたちまち普及して、ＦＵＴ、ＦＵＥに並んで頭髪外科分野の３本柱の１つとして有力な診療の選択肢になっています。

我が国ではタトゥーに対してネガティブなイメージが強かったのですが、最近はタトゥーを入れたハリウッドスターやセレブも多く、クールなファッションとして次第に取り入れられる風潮もあり、抵抗感も少し薄らいでいるようです。

日本人は白人や黒人と比べて、黒髪と明るい肌との色の対比がとくに強いので、この方法は効果的だと考えられます。

本来であれば植毛を行いたいが、十分なドナーを採取できない方や、植毛が行えないびまん性脱毛症の方などにもＳＭＰは可能ですし、植毛をしても良い結果が期待できないＡＧＡの初期の方などにも、このＳＭＰをお勧めしています（次ページ表）。

また、ＡＧＡではないが、地肌が透けて見える悩みを抱えている方や、坊主頭で過ごしたいという方にもＳＭＰは良い方法だと思います。

SMPの適応症例

- ▶瘢痕性脱毛症(FUTの線状瘢痕、FUEの点状瘢痕、その他の頭皮の瘢痕)
- ▶旧来の頭髪外科治療(パンチ式植毛、頭皮皮弁、頭皮の縫縮など)による不自然さのカムフラージュ
- ▶男性型脱毛症／女性型脱毛症
- ▶植毛の適応はないが、頭皮の地肌が透けて見える状態
- ▶坊主頭を希望する患者
- ▶全頭型円形脱毛症

最近はＡＧＡクリニックもＳＭＰの技術を導入する試みがあり、〝ヘアタトゥー〟という名称を使ったホームページ上での宣伝を見かけるようになりました。

ただ、掲載されている写真を見ると、ドットが大きく、違和感があるケースもあって、実際にそれらを受けた方からの問い合わせも増えています。

ＳＭＰのインクを完全に取り除くことは難しいので、しっかりと説明を受けて内容を理解した上で施術を受けるべきです。

参考のために、次ページに当院のＳＭＰのインフォームド・コンセントを紹介しておきます。

SMPの同意書

同意書

この用紙は、スカルプマイクロピグメンテーション（SMP）を受ける方と担当医との間に十分な理解と合意が得られたことを確認するために作成したものです。

1．私、　　　　　　　　　　　は当院でSMPを受けることについて同意いたします。
2．私はこの同意書に署名する前に、直接担当医師との面談を通じて、SMPの内容とその経過、および起こり得る以下の事象について説明を受けました。
・SMPのインクは次第に褪色するが、完全に消失することはないこと。
・紫外線による日焼けやアルコールの塗布がインクの褪色を引き起こすこと。
・皮膚の性質によって、時がたつにつれて青っぽい色調に変化することがあること。
・インクを最小の点にするように心がけても、滲んで大きめの点になることがあること。
・外科的な除去やレーザー治療による修正は可能だが完全な除去は約束できないこと。
3．私は、１回のSMPでは効果が不十分で、仕上げのために2，３回のSMPがより良い結果をもたらすことについて説明を受けました。
4．麻酔薬によるアレルギー反応、感染の危険性はほとんどありません。また予期しない事象の予防と対策について、当院は十分配慮しています。ただし万が一これらが生じた場合、必要かつ適切な処置を受けることについて同意いたします。
5．SMPには限界があります。完全に均一な色調に仕上げること、頭部全体に施すことはできません。受ける方のおおまかな希望を満たすことは可能でも、主観的な理想を完全に実現することは不可能です。この点について理解し、納得いたしました。

年　　月　　日　患者様氏名＿＿＿＿＿＿＿＿＿＿＿＿＿＿（自署）

代理人様（未成年の場合の同席者様）氏名＿＿＿＿＿＿＿＿＿＿＿＿＿＿（自署）

続柄＿＿＿＿＿＿＿＿＿＿＿＿＿＿

年　　月　　日　　同席者＿＿＿＿＿＿＿＿＿＿＿＿＿＿（自署）

医療法人横美会ヨコ美クリニック
横浜市西区北幸2-1-22ナガオカビル8F
Tel　045-311-8811

第 6 章

植毛の真実を理解してほしい

日本の植毛事情

ヘア関連の専門学会は世界中に数多くあり、基礎的研究を主なテーマにしている学会と、外科的なアプローチなどの臨床に焦点を当てている学会に大別されますが、後者の最大のものが「国際毛髪外科学会（ＩＳＨＲＳ）」です。

年に1回総会が行われますが、残念ながらＩＳＨＲＳに出席する常連日本人医師は、いつでも10人以下です。

ＩＳＨＲＳ以外に地域ごとの学会も数多くあって、私も「日本臨床毛髪外科学会」を立ち上げたメンバーの1人でした。ところが、いつの間にか「日本臨床毛髪学会」に変わり、〝外科〟という言葉は外されてしまいました。

それ以降、その学会の発表も細胞培養などの基礎分野や薬物治療が中心になり、植毛に関するものは少なくなってしまいました。

日本で毛髪外科に特化した学会がなくなってしまったのを機に、アジア諸国の植毛医たちと「アジア毛髪外科学会」を立ち上げて今日に至っています。

正直なところ、日本では植毛を行う医師自体が少なく、海外の学会に興味を持って出席する植毛医はさらに少ないのが実情で、技術レベルは欧米に比べて遅れをとっているように見えますし、アジア諸国に限ってもそうかもしれません。

日本の植毛費用は高い

植毛は自由競争ですから、一般には価格は競争原理が働くはずですが、実際にはその原理が働いているとは思えません。

欧米と比べて、日本の植毛費用は高額です。これは紛れもない事実です。高額だから結果が良いというわけでもありません。

最近は、「契約を急かされた」「高額な施術を勧められた」などといった国民生活センターへの相談が急増しているようです。

インターネットで検索すると、1株数千円もの高額な費用が表記されているクリニックがあります。それでも1か月に何人か施術を希望する方が来れば十分やっていける。そんな計算が働いているのでしょう。

では、植毛の費用は何を基準に決められるのでしょう？

海外では例外なく、「1株あたりいくらか？」で設定されています。この設定は手術の作業量に比例するのでいちばん合理的だと考えます。

ただ、少ない株数のケースでは1株あたりの費用が割高になり、逆に多くの株数のケースでは1株あたりの費用は安く設定される傾向があります。

一方、日本ではFUSSで採取するドナー頭皮の面積で費用を設定しているクリニックもあります。その場合には、ドナーのヘア密度が低い人は株数が少なくなり、不公平になります。

クリニックによっては、株数あるいは本数による費用設定のほかに、基本料金（20万〜30万円）が加算されます。

これは、株数ごとの料金を一見安く見せる手段です。

手術費用はカウンセリングのときに説明を受けますが、問題はオプション価格です。手術当日になって、たとえばハイパーサーマソルを使わないと良い結果を約束できないと使用を強く勧められ、その費用として手術費用とは別に4万～30万円を請求されたケースを耳にします。

もともとが1人あたり数十ドルの製品ですが、法外な費用を手術当日に半ば強要するとしたら、医療機関として問題です。

医療行為では医師が最善と信じる方法をすべての患者さんに行うべきです。オプションを行うとしても、手術前にあらかじめ同意をもらうべきです。当日に突然、高額なオプションを受けるか、受けないかを患者さんに選択させるのは〝脅し〟といってもいい、恥ずべき行為です。

では、植毛の費用の適正な相場とはいくらくらいなのでしょうか？

FUTの場合、欧米のカリスマ植毛医が例外的に1株10ドルという高額を設定することはごくまれにありますが、平均的には1株5～6ドル前後だと思います。また、

ＦＵＥは１株あたりＦＵＴの２〜５割増しというのが相場です。ぜひこのことを知っておいてください。

国際標準と比べると、日本の植毛費用は事実上、約２倍ととても高額です。

なぜそんなに高いのか。その理由は次のようなことが考えられます。

▼競争原理が働かない

日本はバブルの時代に土地代・人件費が高く、どうしても費用が高くなったという背景がありました。植毛の器具はほとんど輸入品という理由もあります。

ただ、そもそも日本は欧米に比べて植毛クリニックが少なく、競争原理があまり働きません。

▼クリニックの経営者が植毛医ではない

チェーン形式の植毛クリニックの経営陣の多くは植毛専門医ではなく、高給で医師を雇い、ビジネスモデルを欧米から購入して、大規模な広告宣伝費を使って集客を図っています。

イメージアップのために著名人などを〝広告塔〟として使う場合には、さらに経費がかかります。

〝ケータリング〟料金がかかる

一般の美容外科クリニックにとって、植毛は専門分野ではありません。そこの医師は眼、鼻、シミ取りなど、他の施術の合間に植毛を行う〝パートタイム植毛医〟ということです。植毛には多くのスタッフが必要ですが、そのようなクリニックでは、植毛専門スタッフを常時揃えておくことはできません。

手術の際には、サポートする業者がスタッフや器具、さらには医師まで派遣し、その業者の取り分も発生します。

斡旋や勧誘費用がかかる

クリニックの多くが、特定の業者と関係を持っています。薄毛に悩む人はホームページ上で薄毛を指摘されたり相談をしたりします。そうした人をクリニックに誘導してもらうことで、アフィリエイトなどの広告料が発生し、手術費用に上乗せされます。

▼適切な価格がわからない

日本人に高いから良い品だと思い込む風潮があるのはたしかですが、ホームページで海外の有名植毛医の費用は簡単に検索できるにもかかわらず、言葉の壁のためにどうしてもガラパゴス化してしまいます。

海外で受ける植毛は大丈夫か？

日本のヘア治療の費用が高いために、比較的施術費用の安い韓国で植毛を受けた方の修正手術を数多く手がけてきました。ソウルはクリニック間の競争が激しいせいで、概して技術レベルが高いクリニックが多いのですが、注意点も多々あります。

ほとんどの日本人は仲介業者を通して、ソウル江南区の特定のクリニックで施術を受けますが、そもそも評判の良いクリニックなら、地元の人への診療で忙しく、通訳を通しての意志の疎通が難しい外国人を勧誘する必要もありませんし、業者に払わなければならない仲介料も負担になるはずです。

結果的には多くの場合、地元の評判が今イチのクリニックで施術を受けることが多くなります。

最近は、さらに遠いトルコでFUEを受けた方の結果を拝見したことがあります。トルコはFUE1株1ユーロなどと極端に安い料金設定で知られていて、多くのEU諸国の人たちが植毛を受けに行く国ですが、医療資格を持たないスタッフが施術しているところが90%以上で、その実態は、日本であれば完全に違法です。

そのため、トルコは国際毛髪外科学会からブラックマーケットとして名指しで警告が出されています。

植毛ロボットの実態

ＦＵＴのように、切除をしたり縫合するとなると、行うのは研修を受けた医師でなければ難しいのですが、ＦＵＥは医師以外でも行える技術です。ナースやアルバイトの医師に施術をやらせようとしたら、ＦＵＴよりＦＵＥのほうがはるかにハードルが低いのは確かです。

またＦＵＴでは株分けのスタッフが必要ですが、すぐに株分けができるはずもなく、半年くらいは研修期間と考えなければなりません。

一方、ＦＵＥは株分けスタッフが必要ありません。さらに、ＦＵＥの費用はＦＵＴよりはるかに高額です。

結果的にＦＵＥのほうが利益が上がり、人件費が少なくて済むなど、クリニック側はいいことずくめで、新しく開業するクリニックは、例外なくＦＵＥ専門です。

さらに最近は、「アルタス（ARTAS）」という〝植毛ロボット〟がよく話題にのぼります。

FUEにおける長時間にわたる退屈で単調な作業のくり返しを肩代わりしてくれるのが植毛ロボットというわけです。AIが皮下の毛の向きを計算し、毛根が切断されないようにドナー採取を行うというものです。

以前、日本の某自動車部品メーカーが植毛ロボットの開発を始めたときに、私も関係したのですが、しばらくして米国シリコンバレーの某社との共同開発になり、最終的に米国側だけで開発が続けられることになって、毛根切断率が8％に下がった時点で登場した製品がアルタスです。

現在まで、ソフトが少しずつ改良されて性能は向上しており、最近では毛根切断率は6％に下がったとも報告されています。今後さらに性能が向上し、植えつけ作業も可能になると聞きました。

ただ今のところ、技術的な課題もいろいろ残っています。

たとえば、株が採取される範囲は、後頭部中央の少し上あたりのくり抜きやすい、いわゆるスイートスポットに限られて、側頭部から採ることが苦手なことや、パンチの径が大きいために点状の傷あとが大きくなることなどがあります。

高額なロボット自体を買っても、クリニック側に施術ごとの使用料が課金されるので、その負担も大きいという問題もあります。

そのためか、数名の米国の有名植毛医が、アルタスを購入して数例使用しただけで売却したという話も聞いています。もちろん手術中に故障することもあるでしょう。

つまり、残念ながら植毛ロボットは今のところ、ベテラン植毛医には及ばないということです。

たとえ話で恐縮ですが、銀座の老舗の寿司屋に寿司ロボットを売り込んでも、それを買うことはないということです。寿司ロボット購入を検討するのは、寿司を握った経験はないが、寿司ビジネスを展開したいと考えている人たちだということです。

実際、こうした植毛ロボットで手術を受けた方々から、「結果に納得できない」との声がよく聞こえてきます。

目にした結果の多くは、たしかに私が植毛を始めた30年前にも及ばない、お粗末な

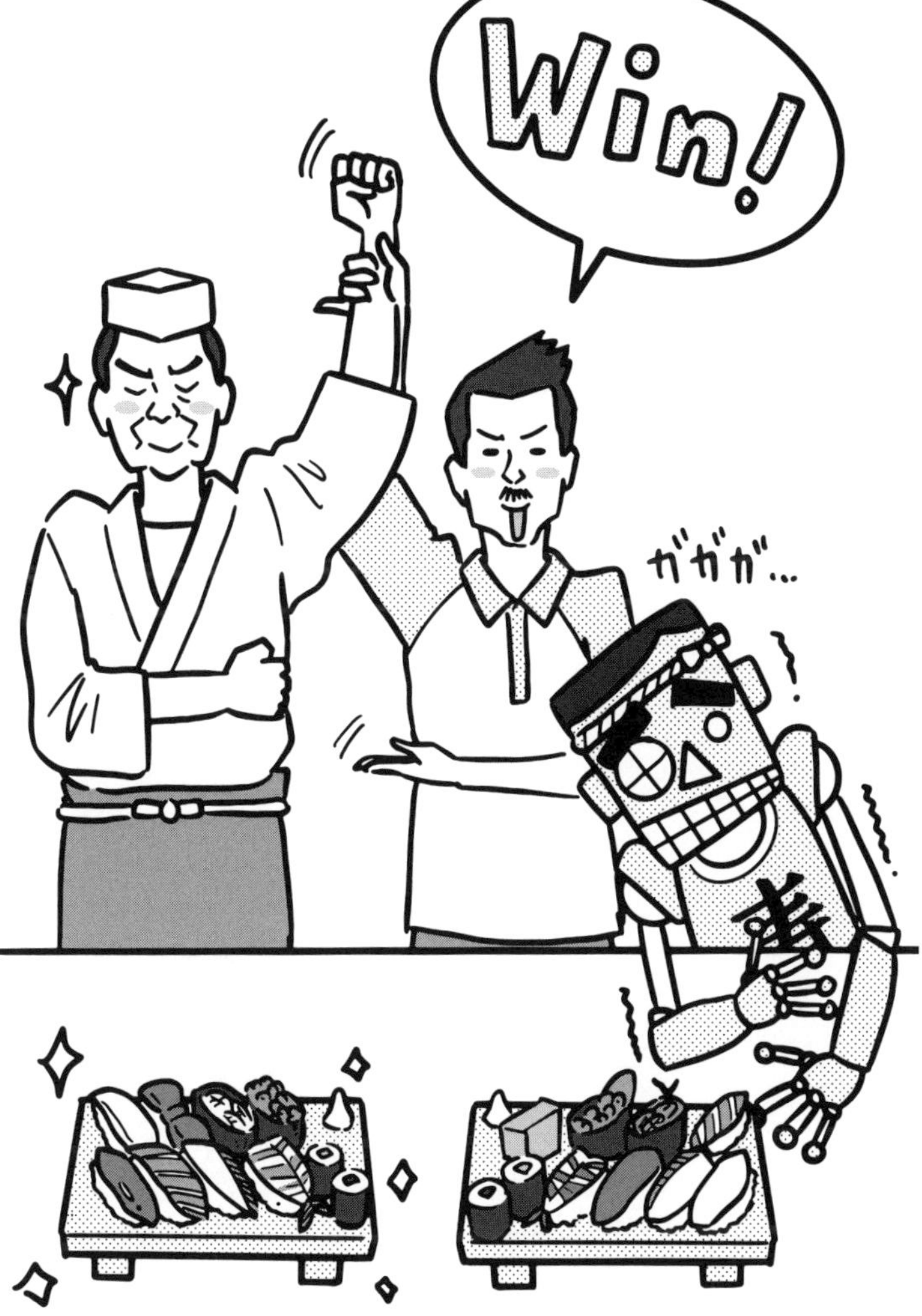
Win!
ガガガ…

出来ばえでした。

ただ、アルタスは世界中で数百台が使われているわけですから、すべての国で日本と同じ悪い結果だとは思えません。

悪い結果は、ロボット自体より、むしろそれを操作した医師たちに原因があるといわざるをえません。

植毛の結果を判定できるのは術後10か月以降になりますから、患者さんのフォローには最低その期間が必要です。そのため、植毛医の研修期間は、最低でも1年かかります。

そうした研修も受けず、不十分な経験で植毛を始めて、広告で患者さんを集め、経験を重ねればうまくなるだろうと考えているのなら、とんでもないことです。患者さんは実験台ではありません。

植毛のポピュリズム

政治の世界には「ポピュリズム」という言葉があります。大衆に迎合して人気をあおる政治姿勢を指します。

本来、手術は〝良い結果〟を追求するものですが、美容医療の世界では、施術の結果が必ずしも優先されるわけではなく、患者さんにとって〝低侵襲〟など、耳障りの良い手段が次から次へと出てくるようなところがあります。ある意味、医学のポピュリズムといってもよいのかもしれません。

ＦＵＥでは株数が少ない場合には一部をブロック状に剃って、周囲のヘアでそこをカモフラージュすることもあります。これを「パーシャルシェイブ法」といいますが、通常は「トータルシェーブ法」といってドナー部をツーブロック状に広く剃ります。

最近は、ノンシェーブという方法も注目されています。「ノンシェーブ法」は、アトランダムに採取したい毛包単位に目印をつけて、それを1株ずつつくり抜いていく方法です。

ドナー部を剃らないで施術を受けられるのは魅力的ですが、ノンシェーブ法のデメリットは毛根切断率の高さです。

ノンシェーブ法で有名な韓国の某植毛医は、通常のFUEの切断率は6%台だが、ノンシェーブ法では8%台と2%ほど高くなると正直に報告しています。

また、この方法は時間が余計にかかり、費用も割高に設定されています。

ロングヘアの女性に通常のFUEを行えば、剃った範囲がもとの長さまで伸びるのに2~3年はかかり、ストレスになるでしょう。

そのため、女性にはノンシェーブ法は魅力的に見えますが、本来、女性は刈り上げるヘアスタイルにすることはまずないので、FUEを行うこと自体にそれほどのメリットはありません。

現に海外でも、FUTとFUEの両方を使い分けているクリニックでは、原則として女性にはFUTを勧めているようです。

クリニックの説明はウソがいっぱい

ほとんどのクリニックは「○株採れた」とはいいますが、「○本採れた」とは説明しないようです。

担当医なら、1本毛が何株、2本毛が何株、3本毛は何株ということは明確にわかりますが、それがわかれば当然、ヘア数も単純計算で出てきます。

当院ではそれをすべて患者さんに説明していますが、海外でもそうするクリニックが多いと思います。植毛医は本来、施術を受けた方に「本数」と「株数」の両方を正直に伝えるべきです。

ところが、日本のクリニックはこの点がとても曖昧です。

某クリニックでの施術に満足できず、当院を受診したある患者さんがいました。診てみると、たしかに結果はとてもまばらです。話を聞くと、2800株を採ったそうです。それが事実だとしたら、6000本近くを植えつけられていることになります。

それでまばらというのはとても信じられません。2800本だというのなら納得できますが、2800株だといわれ、料金は300万円ほど請求されたそうです。

フォリキュラー株の場合、1株のヘア数はほぼ2本です。1000株はほぼ2000本ですが、そのすべてを1本毛にすると、1本毛が2000株になります。

スプリットといって、株を小さく分ける、たとえば2本毛を2株の1本毛にする方法があります。生え際は1本毛のほうが自然なので、採れた1本毛が少ないと、1本毛をつくるために当院でもスプリットは行います。

しかし、1000株しか採っていないのに、それをすべてスプリットで1本毛を2000株に増やして、株単位でその分の料金を請求するとしたら、いかさまといえるでしょう。

眉毛やヒゲへの植毛のように、1本毛を使うケースを除けば、施術費用は採った株数で算出されるべきだと思います。

また、植えつけや株の定着率の数字についてのウソも大きな問題です。

1㎠に100株入れるとか、定着率はすべて95%などと過大な数字を平気で謳っているクリニックもありますが、どう考えてもそれはウソです。

また、つい最近受診した患者さんは、1㎠あたりに50株植えつけたそうです。しかし、やはり信じられないほどのまばらさで、1㎠に10株生えているくらいでした。「植えたけれど生えがよくなかった」といわれたらしいのですが、そのクリニックの多くの結果を見てきましたが、50株/㎠は信じられない話です。

こんなクリニックはパス!!

カウンセリングは、クリニック選びでいちばん大切だといっていいと思うので、次の項目に当てはまるクリニックは避けたほうがよいでしょう。

▼医師以外のスタッフがカウンセリングを行うクリニック

手術を考えている患者さんは、術後の仕上がりや予算なども含め、しっかりとしたイメージを持ち、その上でクリニックに直接出向いて納得がいくまでカウンセリングを受けてほしいと思います。

ただ、それでもしっかりとした植毛クリニックかどうかを患者さんが見分けるのは難しいかもしれません。

少なくとも、医師が対応しないクリニックは絶対にやめたほうがいいでしょう。薄毛治療は医療行為です。担当医との話で納得できるかどうかが大事なので、実際に行って話を聞いて判断するしかありません。今はインターネットだけで決める人がいると聞きますが、あまりにも危険です。

▼カウンセリングの医師と担当医が違うクリニック

植毛は医師と看護師やアシスタントによる共同の手仕事です。

医師の方針やセンスは各々違います。たとえていえば、絵を描くようなものといっていいかもしれません。絵の対象は同じでも、画家によって同じ絵が描かれることは絶対にありません。

たとえばM字の患者さんでは、カウンセリングの際に新しい生え際がデザインされますが、デザインは医師ごとに違います。

カウンセリングのときに具体的な手術の内容を決定しても、当日違う医師が担当すれば同じ結果にはなりません。

▼キャンペーンやモニターなどの割引料金で手術を勧めるクリニック

本来医療行為にキャンペーンはありえません。もし、同じ治療を特定の人だけに対して割引価格で行うとしたら、それは通常の費用を支払った患者さんに対する裏切り行為です。

こういうことをやるクリニックは、どうやら治療費をあらかじめ高く設定しておいて、キャンペーン価格と称して割安感をアピールする作戦のようです。

「モニター価格」という罠もあります。

モニターとは、施術の経過や結果を第三者にも公開し、集客を図る企画に協力してくれた患者さんに割引料金を提供するというものです。

これも割安感をアピールするものですが、公開するとむしろ営業にマイナスになるような悪い結果の患者さんも大勢拝見しています。

キャンペーンやモニターという言葉には惑わされないことです。そんな提案をされたら、即刻席を立つほうが安心です。

▼カウンセリングで手術を受けるかどうか判断を急がせるクリニック

植毛を受けることとは、一生に何度もない経験です。慎重すぎて困ることはありません。じっくりと時間をかけて、クリニック選びをしていただきたいと思います。

もしもそこで迷ったとしたら、必ず複数のクリニックを受診してセカンドオピニオンを聞くことです。

違うクリニックへ行けば違うことをいわれるかもしれませんが、その中から自分な

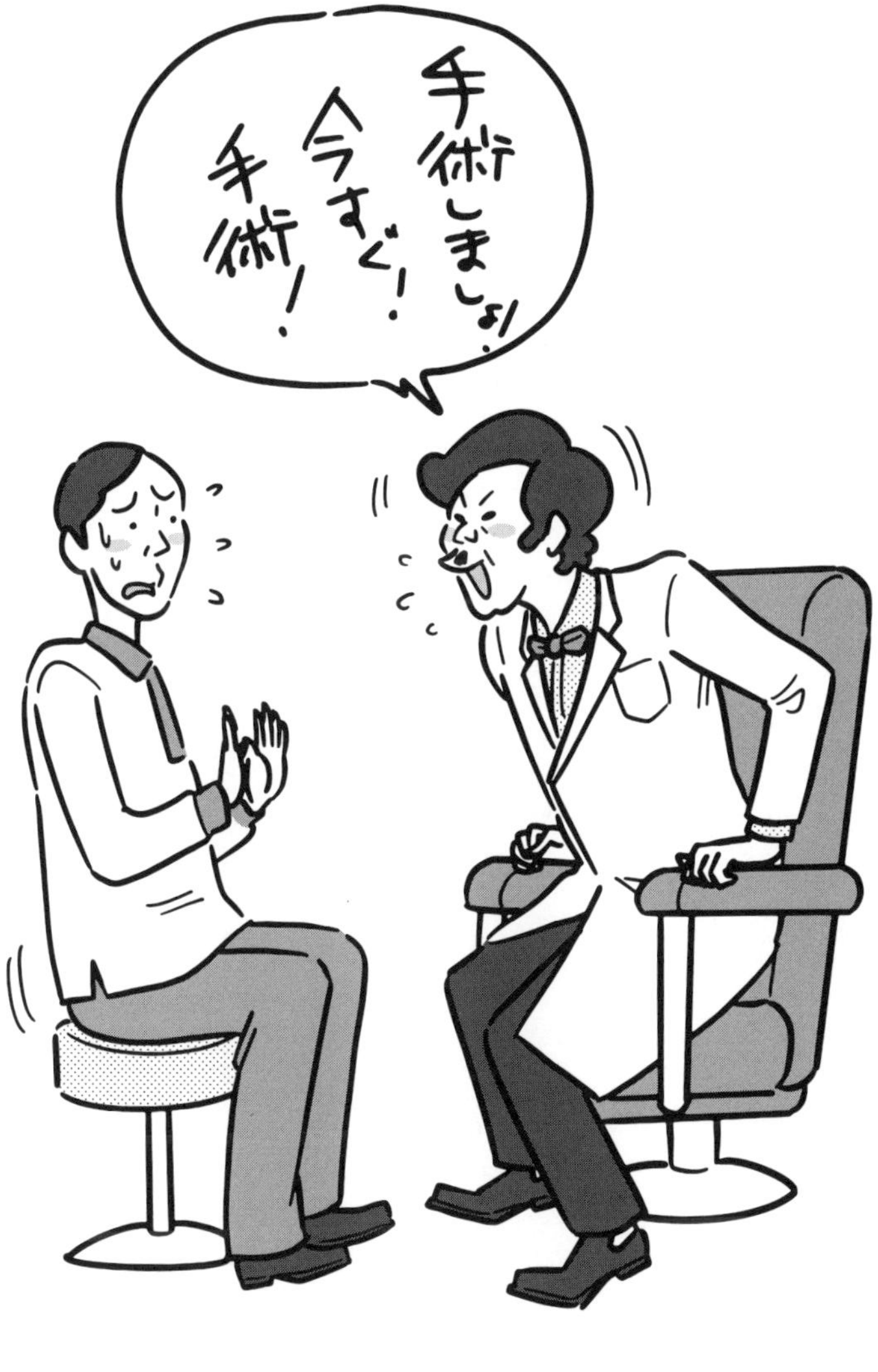
手術しましょ!
今すぐ!
手術!

りに判断することです。

医師との相性もあります。面倒でも数か所は行ってみたほうがいいと思います。あとは自分の直感を信じるしかありません。

もしカウンセリング当日に手術を予約すると料金を割引するなどの提案をされるようなら、即座に席を立ちましょう。

▼患者さんが用意できる金額を知りたがるクリニック

以前、海外の有名植毛医たちに「用意できる予算とクリニックが提案する費用の幅があまりにも違う場合、次の①②のどちらがよいか?」と尋ねたことがありました。

①患者さんの予算内で施術を行う。

②提案した費用を支払えるまで施術を延期する。

彼らのほとんどが②のほうが良いと答えたと記憶しています。

予算範囲内で目先の施術を行っても、ほとんどの場合、患者さんは満足できません。

それを行うクリニックは、施術よりも患者さんの懐具合に興味があるのです。最初に手持ちの予算を聞いて、その範囲内で手術内容を提案するクリニックはすぐに立ち去るべきです。

これ以外に注意してほしいのは、ビフォーアフターの写真に惑わされないことです。ビフォーアフターの写真は〝チャンピオンケース〟といって、とっておきの結果を、それがいちばんよく見える撮影条件で撮って出したものです。同じ内容の施術を受けても、自分もそうなるとは限りません。

また、きちんとインフォームド・コンセントを行っているクリニックかどうかも非常に重要です。その手術のメリット・デメリット、副作用の可能性などについて詳細に説明を受け、納得した上で同意書に署名しましょう。

次ページに当院の同意書を載せるので、参考にしてください。

何度もいいますが、ヘア治療は医療行為です。インフォームド・コンセントも満足に行わないようなクリニックであれば、検討の余地もありません。即刻、席を立ちましょう。

手術の同意書

同意書

この用紙は、患者さんが受ける植毛手術に関して、担当医との間に十分な理解と合意が得られたことを確認するために作成したものです。

1. 私、　　　　　　　　　　　　　は当院で植毛手術を受けることについて同意致します。
2. 私は、一回の手術だけで完全に満足できる状態になるとは限らないこと、数回の手術がより良い結果をもたらすことについての説明を受けました、
3. 私は手術前・手術後の指示に従うことが手術の良い結果につながることについて説明を受けました。
4. 私はこの同意書に署名する前に、植毛について書かれた印刷物（本を含めて）や直接医師との面談を通して、植毛の治療内容とその経過、および起こり得る症状についての説明を受けました。
5. 服用する薬や麻酔薬によるアレルギー反応・感染・傷の治りが遅れることなどはほとんどありません。また、このような予期しない合併症の予防と対策について、当院は十分配慮しています。ただし、万が一これらが生じた場合、必要かつ適切な処置を受けることについて同意いたします。
6. 施術にも限界があります。患者様のおおまかな希望を満たすことはできますが、主観的な理想を完全に実現することは不可能です。この点について理解し、納得いたしました。

年　　　月　　　日　患者様氏名＿＿＿＿＿＿＿＿＿＿＿＿＿＿（自署）

代理人様（未成年の場合の同席者様）氏名＿＿＿＿＿＿＿＿＿＿＿＿＿＿（自署）

続柄＿＿＿＿＿＿＿＿＿＿＿＿＿＿

年　　　月　　　日　　　同席者＿＿＿＿＿＿＿＿＿＿＿＿＿＿（自署）

医療法人横美会ヨコ美クリニック
横浜市西区北幸 2-1-22 ナガオカビル 8F
Tel　045-311-8811

おわりに――残念な結果にならないために正しい知識を

私が頭髪外科専門医になるきっかけをつくってくれたメイヤー博士から、ビリヤードの経験を尋ねられたことがありました。

ビリヤードは、目前にある球だけを落とせばいいというものではありません。キューで全部の球を落として初めて勝負がつく競技です。

ヘア治療も同じです。ＡＧＡは進行性です。今、患者さんが悩んでいる状態だけでなく、さらにその先の事態も考えておかなければなりません。

悩みを解決する方法はいろいろありますし、患者さんの状態もさまざまです。あらゆるニーズを1つの手段だけで解決できるはずもなく、戦略・戦術はいろいろと持っていないといけません。

ＡＧＡは命に関わる病気ではありませんが、本人にとってはこの上なく切実な悩みです。そうした弱みにつけ込んで、目先の利益のために科学的な根拠が証明されていない治療を高額な費用で押しつけるようなビジネスは決して看過できません。

また、〝最先端の再生医療〟を掲げるクリニックも少なくありませんが、その有効性を判断するのは時期尚早です。将来を正確に見通せない方法よりも、今できる最善の治療を検討するほうが賢明でしょう。


本書では、ＡＧＡ治療の現状を明らかにするとともに、この分野の実情を指摘しました。少々〝負〟の部分を強調しすぎたきらいもあるかもしれません。

しかしそれも、ヘアの悩みを抱える方々が不適切なヘアビジネスに翻弄されてほしくないという思いからです。

また、本書には書かなかった植毛に関する合併症や術後の経過、注意点などのさまざまな詳細については、当院のホームページで皆さんの質問に答える「植毛なんでも相談室」や、不満足な結果の修正について解説しているブログ「ヨコ美クリニック院長今川の自毛植毛の研究」を何年にもわたって書きつづっていますので、ぜひそちらも参考にしていただき、悩みの解消に少しでもお役に立てれば幸いです。

1人でも多くの方が正しい知識を持ち、適切な医療の恩恵を受けて、ヘアの悩みから解放されてほしい。それが私の切なる願いです。

医学博士　今川賢一郎